MAZAS

ÉTUDES

SUR

L'EMPRISONNEMENT CELLULAIRE

ET

LA FOLIE PÉNITENTIAIRE

PAR

Le Docteur Prosper de PIETRA SANTA

Médecin (par quartier) de S. M. l'Empereur,
Médecin en chef des Madelonnettes chevalier de la Légion d'honneur,
Membre des Sociétés de médecine de Paris, de Florence, etc.

3e ÉDITION

AUGMENTÉE D'UN APPENDICE

(Comptes rendus et opinions de la Presse politique.)

PARIS

VICTOR MASSON | GUILLAUMIN ET Cie
17, PLACE DE L'ÉCOLE-DE-MÉDECINE | 14, RUE RICHELIEU

1858

ÉTUDES

SUR

L'EMPRISONNEMENT CELLULAIRE

ET

LA FOLIE PÉNITENTIAIRE

Corbeil, typographie et stéréotypie de Crété.

MAZAS

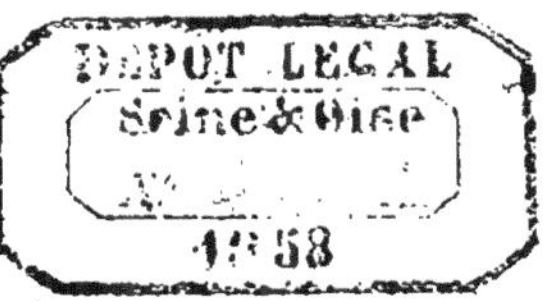

ÉTUDES

SUR

L'EMPRISONNEMENT CELLULAIRE

ET

LA FOLIE PÉNITENTIAIRE

PAR

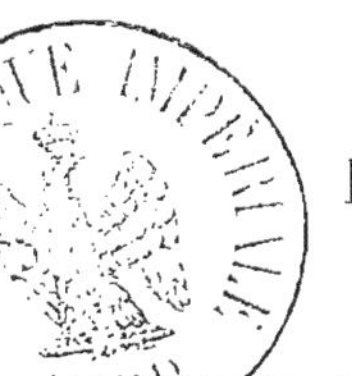

Le Docteur Prosper de PIETRA SANTA

Médecin (par quartier) de S. M. l'Empereur,
Médecin en chef des Madelonnettes, chevalier de la Légion d'honneur,
Membre des Sociétés de médecine de Paris, de Florence, etc.

3ᵉ ÉDITION

AUGMENTÉE D'UN APPENDICE

(Comptes rendus et opinions de la Presse politique.)

PARIS

VICTOR MASSON	GUILLAUMIN ET Cⁱᵉ
17, PLACE DE L'ÉCOLE-DE-MÉDECINE	14, RUE RICHELIEU

1858

A

S. A. I. LE PRINCE NAPOLÉON.

Monseigneur,

En 1853, Votre Altesse Impériale daignait agréer l'hommage de mes premières études sur le système pénitentiaire.

Encouragé par un aussi bienveillant suffrage, je les ai continuées pendant une nouvelle période de quatre années, et comme je suis arrivé à des résultats confirmatifs des premiers, je viens placer cette nouvelle édition sous le haut patronage de Votre Altesse Impériale, en témoignage de l'inaltérable dévouement avec lequel je suis,

de Votre Altesse Impériale,

le très-humble serviteur.

Dr Prosper de PIETRA SANTA.

Paris, Août 1858.

QUELQUES MOTS D'INTRODUCTION

Lorsqu'en 1853 nous livrions à la publicité le résultat de nos premières études sur le système pénitentiaire, nous étions loin de nous attendre à un accueil aussi bienveillant et aussi sympathique. On nous avait dit que de pareilles révélations étaient dangereuses, inopportunes; on nous avait menacé de la désapprobation de personnes éminentes bien connues pour leur amour du système américain.

Toutefois, fort d'une conviction sincère, nous avons marché hardiment vers le but que nous nous étions proposé, et maintenant, fier de l'assentiment général, nous venons confirmer de la manière la plus péremptoire ce que nous avions d'abord présenté avec une certaine hésitation.

1

Pas plus aujourd'hui qu'alors, nous n'avons la prétention de résoudre les questions multiples qui se rattachent au meilleur régime pénitentiaire, mais aujourd'hui comme alors, nous constatons que :

La première application du système cellulaire faite en France dans les conditions les plus favorables d'installation, d'organisation, de surveillance administrative, a fourni des résultats déplorables au point de vue du nombre des aliénations mentales, du nombre des suicides.

Nos adversaires persistent à dire : Qu'importe la disparition de quelques misérables, si en définitive la cellule moralise le prisonnier en éloignant les demi-vicieux du contact des pervers? La question ne peut être ainsi posée. Pour nous, la vie d'un homme, quel qu'il soit, est chose sacrée, et lorsque nous nous trouverons en présence d'un système qui conduit *fatalement* à la folie ou à la mort, nous nous croirons en droit de déclarer ce système *mauvais* et de réclamer ou son abandon ou sa modification profonde.

Et pourquoi craindrions-nous d'ajouter que cette seconde solution serait celle de notre choix ?

Un sentiment de modestie nous dispensera de rappeler ici les appréciations élogieuses de la presse.

Voulant nous rendre de plus en plus digne du haut patronage de S. A. I. le prince Napoléon, nous avons continué nos études, et, dès que nous avons recueilli les éléments d'une nouvelle période de quelques années, nous sommes venu énoncer leurs résultats devant cette Académie de médecine, qui avait prêté une attention bienveillante et soutenue à notre première communication.

Le 17 avril 1855, M. le Dr Collineau lisait, en son nom et au nom de M. Londe, un rapport sur nos deux Mémoires. Le savant médecin de Saint-Lazare, avec l'autorité que donnent près de cinquante ans de pratique dans les prisons de la Seine, concluait en ces termes :

« Votre commission pense que l'emprisonnement « cellulaire, dont la première idée n'est pas française, « dont l'application généralisée n'est pas dans nos « mœurs, disons plus, est antipathique à notre « caractère national, est contraire chez nous aux « principes de l'hygiène ;

« Que si, dans des circonstances et dans des cas « exceptionnels, ce mode d'emprisonnement peut « être adopté, ce n'est qu'avec des formes, pour des « individus et dans des conditions dont votre com- « mission n'a pas à se préoccuper. Toutefois, elle doit

« dire que la détention particulière lui paraît conve-
« nable dans le cas de prévention;

« Qu'en thèse générale, l'emprisonnement cellu-
« laire de Mazas, ou de toute autre prison du même
« genre, exerce sur la santé des détenus une influence
« d'autant plus fâcheuse que la détention doit être
« plus prolongée;

« Que, par l'importance, le choix du sujet et la
« manière dont il est traité, M. de Pietra Santa fait
« preuve d'un esprit solide et d'un talent distin-
« gué, qui mérite les encouragements de l'Acadé-
« mie, etc., etc. »

Après une discussion préliminaire, le docte aréo-
page déclara ne vouloir se prononcer sur la question
qu'avec une extrême réserve, et il adjoignit à la
première commission cinq nouveaux membres :
MM. Guéneau de Mussy, Ségalas, Baillarger, Ferrus
et Adelon.

A ce moment, M. le docteur Lélut transmit à M. le
Secrétaire perpétuel ses travaux publiés et inédits sur
la matière, tout en déclarant qu'il n'avait pas voulu
prendre part à la lutte, *parce que la question de
l'emprisonnement cellulaire est totalement vidée en
faveur de ce système, parce que toute discussion sur
ce point devient nauséabonde.*

Les honorables membres de la commission n'ayant
pu se mettre d'accord, M. le rapporteur s'est retiré,
et l'on a adopté le sage parti de ne pas aborder la
discussion publique, laissant ainsi le champ de ba-
taille au pouvoir de notre adversaire. M. Lélut s'est
acquis une légitime renommée comme médecin aliéniste; il est membre de l'Académie des sciences morales et politiques; il fait partie du Corps législatif;
mais tous ces titres à une haute position lui don-
nent-ils le droit de trancher une question en maître
absolu ?

Une discussion, pour être fructueuse, réclame
avant tout la modération du langage.

Dans le cours de ces études, en citant le nom
de M. Lélut, nous avons toujours reconnu l'importance de l'homme, la valeur de ses travaux.

Il était pour nous la personnification éclatante des
idées contraires aux nôtres, dès lors nous l'avons
combattu avec des faits authentiques, des chiffres incontestables, évitant et les affirmations brusques et les
épithètes hasardées.

Déclarer une discussion *nauséabonde*, faire aux
allégations, assurément bien désintéressées, de l'honorable médecin de Saint-Lazare l'application d'une
réponse que, suivant Pascal, un Père capucin adres-

sait à quelques membres d'une Société célèbre :
Mentiris impudentissimè, c'est se placer sur un terrain où l'on ne peut suivre ni le savant aliéniste ni
l'illustre académicien.

Quelle a été, dans cette circonstance, l'attitude de
la presse scientifique? Tous ont applaudi à nos efforts,
tous ont sollicité un débat sérieux sur la question, et
si, pour ne pas abuser de la bienveillance du lecteur,
nous sommes forcé de passer sous silence les articles
de MM. Lefrançois (*Siècle*), Félix Roubaud (*France
médicale*), de Castelnau (*Moniteur des hôpitaux*),
docteur Brochin (*Lancette française*), nous ne pouvons nous dispenser de lui donner une preuve de
notre assertion, en transcrivant les paroles du rédac-
teur en chef de l'*Union médicale* (19 avril 1855).

« Les conclusions du rapport de M. Collineau, dit
M. A. Latour, ont soulevé un petit orage qui a eu
pour résultat le renvoi du rapport à la commission, à
laquelle quatre ou cinq membres nouveaux ont été
adjoints. L'Académie n'a pas voulu consacrer par un
vote, sans nouvel examen, la réprobation très-for-
melle de l'emprisonnement cellulaire formulée par le
savant médecin de Saint-Lazare.

« Il s'agit de savoir si, comme l'assure un médecin
de la prison Mazas, le système pénitentiaire suivi dans

cette maison a une influence défavorable sur la santé des détenus. M. de Pietra Santa, avec indépendance et courage, contrairement à des enquêtes et à des rapports officiels, M. de Pietra Santa, bien placé pour voir et observer tous les jours et à toute heure, émet une opinion défavorable, et il l'appuie sur des chiffres. M. de Pietra a-t-il bien ou mal vu? Ses résultats sont-ils vrais? Ses chiffres sont-ils exacts? Les conséquences qu'il en tire sont-elles légitimes? Il nous semble que là seulement est la question soumise à l'Académie, et que c'est uniquement de cela que la commission doit s'enquérir. La science médicale ne peut avoir la prétention de faire des lois ou même des systèmes de détention pénitentiaire; son rôle, et il est assez beau, est de fournir des éléments au législateur. C'est ce dernier qui a à examiner quels sont les droits et les devoirs de la société, pour se prémunir contre les inconvénients de tel ou tel système; c'est lui seul, mais jamais le médecin, qui peut s'élever à ces hauteurs de philosophie sociale, d'où on n'aperçoit plus quelques souffrances individuelles, obscurcies qu'elles peuvent être par le bien général. Le médecin doit rester l'avocat des misères du corps; partout où il les rencontre, il les signale, il cherche à les soulager ou à les prévenir.

« C'est à ce rôle, sans doute, que s'est borné **M.** de Pietra Santa, et c'est de cela que nous le félicitons, sans autre réserve que celle qui pourra résulter de la vérification de ses observations. Il serait même bon et utile que cet exemple fût encouragé par l'Académie. La science médicale a aussi des devoirs que l'administration reconnaîtrait d'autant mieux, que l'excitation à les remplir partirait d'un corps aussi autorisé que l'Académie. Nos honorables confrères attachés au service pénible des prisons ne se croient pas toujours libres de faire connaître, en dehors du cercle administratif, le résultat de leurs observations. L'exemple de **M.** de Pietra Santa peut les encourager ; et, à ce point de vue, il y aurait peut-être quelques considérations à faire valoir, que nous osons indiquer à l'attention de l'Académie.

« Quant au fond de la question, il nous semble juste de faire observer que **M.** de Pietra Santa n'a eu en vue, dans son travail, que la prison Mazas, et qu'il n'est peut-être pas légitime de lui opposer le beau travail de **M.** Lélut ; travail d'ensemble, fait d'après les résultats observés par lui dans toutes les maisons de détention cellulaire, à l'exception de la prison Mazas, qui ne recevait pas encore de détenus.

« Il est néanmoins certain qu'on ne peut s'empêcher de tenir grand compte du mémoire de **M. Lélut**, dont les résultats généraux sont en opposition formelle avec ceux annoncés par M. de Pietra Santa. Moins de malades, moins de morts, moins d'aliénés, moins de suicides dans les prisons cellulaires que dans les prisons en commun : tels sont les faits qui ressortent de l'enquête rigoureuse à laquelle M. Lélut s'est livré pendant plusieurs années consécutives, et qui avaient décidé le savant rapporteur de la chambre des pairs, **M.** Bérenger, à adopter le projet du gouvernement sur la généralisation du système cellulaire dans toutes les prisons de la France. Il n'est pas douteux que, sans la révolution de Février, qui survint au moment où cette loi allait être discutée, le projet n'eût été adopté.

« Cette question se présentera tôt ou tard, et voilà pourquoi il est bon qu'elle soit reprise par l'Académie, au moins et seulement au point de vue hygiénique. La commission nommée nous donnera certainement un bon travail sur la matière, et **M.** de Pietra Santa aura eu l'honneur de le provoquer. »

Les prévisions de nos honorables confrères ne se sont malheureusement pas réalisées, et, après avoir attendu trois ans le rapport de la commission, nous interjetons appel par-devant le public d'un jugement non rendu.

Nous faisons suivre nos études sur Mazas de quelques pages écrites sur la folie des prisons, en réponse à un mémoire de M. le docteur Sauze, de Marseille, ayant pour titre : *Recherches sur la folie pénitentiaire.*

On a fait un certain bruit autour de ce travail, et dans le sein de la Société médico-psychologique, quelques esprits inquiets, complétement étrangers à de semblables études, ont cherché dans les conclusions de M. Sauze l'infirmation positive de nos idées. L'examen critique et approfondi des observations présentées par notre honorable et savant confrère vient, au contraire, confirmer notre manière de voir. Nous avons discuté ses opinions, comme nous voudrions que l'on discutât les nôtres, calmement et sans passion, ainsi qu'il convient à des hommes qui n'ont à retirer, de l'application ou du rejet du système, ni avantages matériels, ni honneurs, ni récompenses !

Mars 1858.

MAZAS

OU

ÉTUDES SUR L'EMPRISONNEMENT CELLULAIRE

CHAPITRE PREMIER

CONSIDÉRATIONS GÉNÉRALES

Une circulaire de M. le comte de Persigny, ministre de l'intérieur, aux préfets, en date du 17 août
1853, porte :

« Les conditions dispendieuses qu'entraîne l'appli-
« cation du système cellulaire, l'impossibilité absolue
« pour le plus grand nombre des départements d'y
« pourvoir avec leurs seules ressources, ont fait ajour-
« ner des améliorations indispensables.

« Aujourd'hui, le gouvernement renonce à l'appli-
« cation de ce régime d'emprisonnement, pour s'en
« tenir à celui de la séparation par quartiers. »

Nous ne saurions trop applaudir à une mesure qui,

prise sans bruit, sans commentaires officiels, réalise
une réforme impérieusement réclamée par les lois de
l'humanité ! L'initiative a dû venir de bien haut pour
triompher de l'engouement d'hommes qui avaient
fondé sur ce système toute une réputation de philanthropie.

C'est une nouvelle manifestation de cette volonté
énergique qui toujours attaque le mal dans sa racine,
et passe la tête haute, sans se préoccuper des petites
clabauderies de la coulisse, des mesquines exigences
de la routine !

Peu de questions ont ému aussi profondément l'o-
pinion publique que celle du système pénitentiaire.
Pendant plusieurs années, les académies, les sociétés savantes, les congrès, les associations philanthropiques, la presse quotidienne et périodique, la tribune législative, ont retenti des discussions les plus
animées et les plus brillantes. Prestige du talent, position éminente des athlètes, autorité des conseillers,
passion excitée par la chaleur des discussions, dialec-
tique serrée, statistique, rien n'a manqué de ce qui
peut élever un débat à la hauteur d'une mesure sociale éminemment humanitaire.

En Angleterre comme en Amérique, en France
aussi bien qu'en Allemagne, les écrivains les plus

éminents, les publicistes les plus distingués, les économistes les plus érudits ont tour à tour traité ces questions au point de vue du droit, de la législation, de la morale, des essais entrepris, des résultats partiels obtenus, et la réunion des ouvrages auxquels ils ont donné naissance formerait à elle seule une riche et intéressante bibliothèque !

Pourtant, quel est le sort réservé à ces pages émouvantes et pittoresques de nos voyageurs américains, qui avaient salué avec tant d'enthousiasme la terre promise de la répression des délits ?

Au milieu des tourmentes révolutionnaires, l'opinion publique s'empare souvent d'une idée, la représente par un mot sonore, et fait converger sur elle toute son activité. En 1847, nous avons entendu sur tous les tons le cri de réforme électorale ; après 1830, on proclamait de toutes parts la nécessité de la réforme pénitentiaire.

En cherchant la définition précise de ce mot *système pénitentiaire*, on le trouve livré à tous les caprices des interprétations individuelles, à toutes les illusions des imaginations philanthropiques ; mais à cette époque, ce mot avait pour lui l'appui de la nouveauté, et, il faut le dire, celui des meneurs qui devaient s'en servir comme de marchepied pour arriver aux honneurs,

aux dignités. C'est la loi de ce monde : l'homme s'a-
gite et Dieu le mène ; malheureusement, d'ordinaire
le Dieu des hommes, c'est ce quelque chose de bizarre
et de capricieux qui s'appelle la Mode.

Le cri de réforme pénitentiaire avait retenti dans
l'horizon politique, et l'Amérique, cette patrie des
excentricités, appliquant depuis 1821 le nouveau
système, c'était vers elle qu'étaient tournés les regards de nos novateurs, peu soucieux de savoir que,
près de nous, il existait à Gand une maison qui l'avait
inauguré dès 1794 ; que, non loin de nos rivages mé-
ridionaux, l'abbé Filippo Franci avait, en 1677,
fondé à Florence une prison correctionnelle sur le
principe de la réclusion individuelle.

Le système américain, simple perfectionnement de
celui d'Europe, présente au philosophe un caractère
uniforme, un but unique : empêcher la corruption
mutuelle des détenus ; prévenir les récidives par voies
d'intimidation ; en d'autres termes, produire l'amélioration, s'opposer au mélange des moralités. On marche à ce but par divers moyens de discipline.

Le premier essai fait à Auburn, en 1821, est un
solitary confinement, emprisonnement solitaire de
jour et de nuit, isolement absolu sans travail.

Les résultats devaient être nécessairement déplorables ; on l'abandonne, et bientôt, à Auburn même, on adopte le système qui a conservé son nom : emprisonnement solitaire la nuit, travail en commun le jour, sous la séparation morale du silence : New-York, Sing-Sing se rangent sous cette bannière.

La Pensylvanie, au contraire, modifie tout uniment le premier essai d'Auburn, et à Cherry-hill, Pittsburg, l'emprisonnement solitaire de jour et de nuit forme le principe qu'améliorent l'adjonction des rapports quotidiens du détenu avec ses supérieurs et la nécessité du travail.

En présence de ces différences, la France adoptait le système dit français : « Notre pensée, s'écriait, « en 1843, l'organe du gouvernement, M. Duchâtel, « ministre de l'intérieur, n'est pas de soumettre les « détenus à une séparation complète, à une solitude « absolue; nous voulons séparer les condamnés de la « société de leurs pareils, les tenir éloignés des mau- « vais exemples et des mauvaises relations; mais nous « voulons en même temps multiplier autour d'eux les « relations morales et honnêtes ! »

C'était une magnifique déclaration de principes; mais, en venant à l'application, on ne trouvait qu'une légère différence entre ce système français et celui de

Pensylvanie, qui, comme nous l'avons vu, n'était qu'une modification du *solitary confinement* d'Auburn, abandonné comme nuisible.

Nous dirons tantôt quelques mots sur l'insuffisance du travail et des visites; pour le moment, nous constatons qu'après avoir protesté contre la séquestration complète et la solitude absolue, le gouvernement n'avait pas les moyens de combattre victorieusement les objections de quelques esprits dits alors timorés; hommes calmes qui, forts d'une position acquise, étudiaient froidement la possibilité de façonner nos mœurs à cette civilisation nouvelle, *Rari nantes in gurgite vasto* : n'ayant pour eux que la force d'une conscience honnête et l'énergie d'une conviction désintéressée, ils soutenaient que l'isolement est une peine plus dangereuse, plus forte que les galères; appliqué à la prévention, il constitue une aggravation de la peine, un oubli patent des notions les plus vulgaires de dignité et de justice; il n'admet aucun degré dans le mal, aucune variété dans l'intelligence; il soumet au même niveau l'homme profondément pervers et celui dont la corruption est indécise. Le bon sens, l'équité, la morale publique s'opposent à ce que les prévenus soient cloîtrés, murés dans une étroite enceinte.

Les réformateurs ayant pour eux le pouvoir, le talent, la nécessité de modifier des abus réels, devaient triompher. De la théorie l'on aborde la pratique : des maisons cellulaires sont construites en province, des maisons cellulaires s'élèvent à Paris, et bientôt, à l'extrémité de la capitale, non loin de l'ancienne Bastille, surgit Mazas.

Étranges péripéties des révolutions! la prise de l'une, avant-coureur de la ruine de la royauté, ouvrait l'ère des sanglantes bacchanales; l'autre s'achevait paisiblement pendant qu'un trône était brûlé à quelques pas de distance.

Devons-nous invoquer le hasard ou la logique des événements? Le premier édifice était le symbole de l'égalité devant le despotisme, le second celui de l'égalité devant la loi. Renverser la forteresse, c'était obéir à ses instincts d'homme libre; respecter la prison, c'était rehausser sa dignité de citoyen.

En mai 1850, la vieille Force était livrée au marteau des démolisseurs, et la nouvelle Force recevait dans ses onze cents cellules ses premiers habitants.

Le système français y est adopté dans toutes ses conséquences : isolement absolu de jour et de nuit; travail; lecture; promenade; visites des employés de la maison.

Médecin-adjoint de l'établissement, nous y sommes entré imbu des principes et des théories des novateurs. Grâce à la bienveillance et aux conseils du médecin en chef, le docteur Jacquemin, praticien aussi savant que modeste, nous avons été à même de tout voir ; et de prime abord, à part ce sentiment de tristesse qui s'empare de l'âme à la vue de portes qui s'ouvrent et se referment avec fracas, nous avons éprouvé une véritable satisfaction.

Malheureusement, à mesure que nos visites se succédaient, en poursuivant une patiente et minutieuse enquête sur les détails, en multipliant nos contacts avec les hommes, en étudiant leur manière d'être, leurs besoins, nos idées se sont insensiblement modifiées.

Nous nous sommes bien gardé cependant d'exprimer hautement notre pensée ; nous avons mis de côté manuscrits, notes, documents, et nous ne les avons repris qu'après avoir passé plusieurs mois dans une prison en commun où, par la comparaison, nous avons pu mieux apprécier les avantages et les inconvénients des deux systèmes.

C'est donc avec connaissance de cause que nous relatons *quod vidimus.*

Si nous n'avons pas la prétention d'avoir fait un

acte de courage, nous avons la conviction d'avoir
accompli un devoir de bon citoyen, en signalant
à l'autorité supérieure le mal, simplement, sans
passion, sans noms propres, avec des faits et des
chiffres !

CHAPITRE II

DESCRIPTION DE LA PRISON

Personne n'ignore que la prison de Mazas a été
construite à grands frais sur les plans les mieux coor-
donnés ; les systèmes de ventilation et d'aération ont
mérité les rapports favorables de deux commissions
composées de physiciens illustres, de savants acadé-
miciens (1) ; les idées les plus intelligentes ont prési-
dé à l'établissement de l'ordre intérieur : la surveillance de l'autorité a été exercée à chaque instant par
des commissaires et des inspecteurs spéciaux ; la direction générale a été confiée aux auteurs et propa-
gateurs du système ; la population s'est trouvée formée
en grande partie par des prévenus, c'est-à-dire des
hommes présumés innocents ; des politiques, c'est-à-
dire des personnes plus égarées que coupables : il
était donc impossible de réunir un nombre plus

______

(1) MM. Arago, Gay-Lussac, Pouillet, Boussingault, Dumas,
Andral, Péclet, Leblanc.

considérable de conditions heureuses et favorables.

En pénétrant à l'intérieur, on constate la promptitude avec laquelle se transmettent et s'exécutent les volontés du chef; la facilité de la surveillance, la simplicité des rapports des gardiens et des détenus; l'impossibilité pour lui d'apercevoir un seul de ses voisins, le mécanisme ingénieux de la distribution des vivres; l'excessive propreté qui règne à tous les étages; l'air frais et renouvelé que l'on respire dans toutes les galeries.

Cependant, malgré la magnifique déclaration de principes du Ministre de l'intérieur, malgré les conditions prospères énumérées plus haut, nous avons dû reconnaître que la pratique n'avait pas entièrement répondu à la théorie.

D'abord, l'administration s'est trouvée en présence d'une difficulté énorme, radicale; celle d'une population aussi nombreuse : diriger 1,100 prisonniers réunis sur un seul point, soumis au même régime, marchant sous la même discipline, sans quelquefois s'être jamais pliés à une volonté autre que leur libre arbitre, c'est trop pour les forces d'un homme, surtout si, chef suprême, il doit être responsable des moindres détails. Il me semble que la population d'une prison ne devrait pas être supérieure à 500.

Énumérons actuellement les objections que l'on peut adresser au système français.

La lecture n'est une ressource que pour un nombre très-limité de prisonniers; la bibliothèque est peu considérable, et il est difficile d'avoir toujours des ouvrages à la portée des diverses intelligences.

L'introduction d'instituteurs chargés, comme dans les maisons centrales, d'éduquer la masse, n'est pas compatible avec une pareille population, et entraînerait une dépense trop considérable.

La promenade de trois quarts d'heure par jour est insuffisante au point de vue hygiénique, et la disposition matérielle des lieux ne permet pas de l'augmenter.

Les corps de bâtiments qui rayonnent autour de la rotonde laissent nécessairement dans leurs intervalles cinq cours, au milieu desquelles sont construits cinq promenoirs qui reçoivent toutes les heures 120 personnes : lorsque les 1,100 cellules sont occupées, même en affectant à la promenade neuf heures par jour, il revient à chacun pour sa part trois quarts

d'heure environ. Dans la division de l'infirmerie, s'il
y a des malades qui ne profitent pas de ce privilége,
il est des convalescents qui réclament un plus long
séjour à l'air libre.

Le travail n'est pas général : 300 à peine sur 1,100
ont de l'ouvrage.

Notre confrère le docteur Guérard, organe d'une
première commission instituée à Mazas (1), avait reconnu (20 juillet 1850) qu'un système d'apprentissage ne peut y être établi, et qu'il serait injuste d'imposer à l'entrepreneur de pourvoir aux frais de cet apprentissage, aux pertes et déchets qu'il entraîne, alors
qu'il ne peut pas profiter des travaux ultérieurs des
détenus qu'il aura formés à telle ou telle industrie.
En outre, les exigences de la discipline, l'étroitesse
de la cellule pour l'installation des métiers et instru-
ments encombrants, la nécessité d'éloigner les pro-
fessions dites insalubres ou bruyantes, rendent de
plus en plus difficile la généralisation du travail utile,
car on ne peut pas décorer de ce nom l'occupation
du plus grand nombre, chargé, pendant trois ou

(1) **MM.** Thierry, Bégin, Boutron, Guérard, Paillard de Villeneuve, Perrée (*du Siècle*), Bruzard, Bésuchet de Saunois.

quatre mois de l'année, de trier des légumes (haricots, riz, lentilles) (1).

Cependant, si le travail est la conséquence forcée du système de l'isolement, s'il est le correctif obligé du mode de détention, il est malheureux qu'un petit nombre seul jouisse de ce privilége. Les autres se trouvent pendant les longues heures de la captivité toujours en face d'eux-mêmes. La plupart des natures ordinaires ne sont pas habituées à réfléchir : distraites par les travaux manuels du jour, quand le moment du repos arrive, elles cèdent à la fatigue du corps sans avoir ni le temps ni le besoin de penser ; mais, quand tout à coup la porte de la cellule se referme sur elles, il s'opère un changement subit dans leurs facultés intellectuelles, et si elles n'ont pas la force de réagir contre cet ébranlement, contre cette émotion première, leur altération est imminente.

Les visites ont une efficacité minime.

Les personnes pouvant exercer une action favorable sur la moralité des détenus sont au nombre de cinq : le directeur, les trois aumôniers, le médecin.

(1) Les principales industries exploitées par l'entrepreneur des travaux sont celles du tailleur, du cordonnier, du chaînetier, du chaussonnier en lisière.

La population de Mazas étant en moyenne de 7,000 par année, de 1,000 par jour, pour que le directeur pût seulement consacrer à chaque prisonnier 5 minutes par mois, il devrait affecter à ces visites par jour 2 heures 50 minutes de son temps, en dehors de ses attributions multiples de surveillance générale, d'administration, de comptabilité.

Les aumôniers, en employant 6 heures par jour à la visite, ne consacreraient en réalité au prisonnier que 40 minutes par mois.

Le médecin, en passant dans la prison 2 heures, pour la visite à l'infirmerie et les consultations en cellules, donnerait à peine 2 minutes par mois à chacun.

L'effet moralisateur que l'on obtient par les visites se traduit donc, dans les meilleures conditions, par la possibilité de converser 47 minutes par mois avec chaque détenu.

De tels chiffres sont plus éloquents que de longues périodes!

Plusieurs essais ont été entrepris pour multiplier les visites; mais, outre que l'introduction des visiteurs n'est pas toujours compatible avec l'ordre intérieur de la maison, vu la quantité des prisonniers, il n'est pas aisé de trouver des personnes qui, dans un centre de mouvement comme Paris, puissent consacrer à cette œuvre plusieurs heures de la journée.

L'exercice réel, véritable, sérieux, influent du culte, c'est-à-dire la religion agissant sur l'âme par l'intermédiaire des sens, est impossible à Mazas. De la chapelle, située au milieu de la rotonde, on aperçoit facilement les extrémités des trois étages des cinq galeries ; mais de ces endroits, les portes étant entre-bâillées de 5 à 6 centimètres, on ne voit pas l'autel, on n'entend pas la parole du prêtre. Ne voyant rien, n'entendant rien, le prisonnier s'occupe de tout autre chose ; il ne suit même pas, par la pensée, le ministre de la religion, et cependant cette influence serait d'autant plus salutaire que ces hommes sont le plus souvent sceptiques et affichent l'indifférence du dogme et du culte.

Aussi nous pensons, avec M. Léon Vidal, qu'il importe, qu'il est indispensable « de donner, dans un intérêt social, le frein de la religion pratique au prisonnier, » et que, dans tous les systèmes, il faut « une chaire d'où puisse descendre la parole de l'Évangile, terrible pour les méchants, bienfaisante pour ceux qui se repentent et veulent redevenir bons. »

Le système de ventilation (1) et d'aération, si simple, si efficace en théorie, laisse beaucoup à désirer
dans l'application ; cela tient à l'impossibilité de pouvoir maîtriser les variations atmosphériques : nos in-
truments météorologiques les plus exacts se trouvent
toujours en défaut, et plus d'un phénomène attend
encore une explication plausible.

Nous ne ferons pas l'historique du système d'aération actuellement en vigueur, et nous ne relèverons
pas les inconséquences et les incertitudes qui l'ont
accompagné à sa naissance.

Les prises d'air construites à grands frais, dans l'é-
paisseur des murs et communiquant à l'extérieur,
sont aujourd'hui abandonnées comme inutiles, et
donnent asile aux oiseaux du ciel, aux petits animaux
moins gracieux de la terre.

Les fenêtres, que l'on avait déclaré, tout d'abord,
devoir être nécessairement scellées aux parois de la
cellule, peuvent aujourd'hui s'ouvrir de quelques centimètres, assez pour permettre le passage de l'air, pas
assez pour contempler cette voûte céleste vers laquelle, dans les moments d'isolement, s'élèveraient
les regards et la pensée du détenu (2) !

(1) Imaginé et exécuté par M. Grouvelle, ingénieur civil.
(2) L'occlusion des fenêtres est nécessaire à la régularité de la

En abordant la question du renouvellement de l'air, nous demandons à ceux qui voudront bien nous lire de suivre un peu plus attentivement notre description, et de nous pardonner quelques répétitions inévitables.

Représentons-nous le plan de Mazas comme un éventail formé par une rotonde centrale d'où s'élancent six rayons. Chacun d'eux contient, à droite et à gauche, trois rangs de cellules (rez-de-chaussée, 1re et 2me étages). L'espace intermédiaire constitue une immense galerie où l'air circule aisément.

Au-dessous du sol, et parallèlement aux galeries dans toute leur longueur, existent des caves hermétiquement fermées où viennent, dans des récipients particuliers (tonneaux), se terminer les tuyaux des siéges d'aisances des cellules supérieures.

Ces caves longitudinales communiquent à une cave circulaire au milieu de laquelle est construit un foyer central; alimenté par du charbon de terre, il se termine par une cheminée qui s'élève au-dessus de tous les bâtiments de la prison.

Le feu est allumé, la colonne d'air chaud qui monte

ventilation. (Guérard, rapport du 20 juillet 1850.) Après un an d'essais, la Commission a été unanime pour réclamer en faveur des détenus la faculté de tenir à volonté leur fenêtre ouverte ou fermée. (Guérard, rapport du 21 mai 1852.)

dans la cheminée centrale fait appel à l'air de la cave circulaire; à mesure que celui-ci s'écoule vers la cheminée, il est remplacé par l'air des caves longitudinales, qui, lui-même, ne peut se raréfier sans que l'air des cellules, passant par les tuyaux des siéges d'aisances, vienne aussitôt pour rétablir l'équilibre de la pression; mais en même temps, et par le même mécanisme, comme les cellules ont des prises d'air dans les galeries; l'air neuf de celles-ci afflue dans les premières.

Ainsi, l'air arrive du dehors dans la galerie; de la galerie passe à la cellule; de celle-ci se rend, par les siéges d'aisances, dans les caves longitudinales; de là il s'engage dans la cave circulaire, puis dans la cheminée d'appel.

Au premier abord, rien de plus aisé que ce mécanisme : une série de difficultés surgissent dans l'application.

1° Quoique les prises d'air de la cellule se fassent à l'intérieur des galeries, la circulation de l'air n'est jamais complétement à l'abri de l'influence perturbatrice du soleil et du vent.

Nous le demandons hardiment au premier maître maçon venu : pour les cellules placées à l'extrémité des rayons, quelle différence y aura-t-il si la prise d'air se fait à l'intérieur de la galerie, non loin d'une immense fenêtre ouverte, ou si elle se fait sur la paroi extérieure de la cellule.

2° Les fenêtres doivent être fermées ; quand on les ouvre, il faut soustraire au système général de la ventilation de l'établissement les cellules dont les fenêtres seraient ouvertes, et pendant toute la durée de cette ouverture. Ce résultat s'obtient en fermant le siége d'aisances par un tampon disposé à cet effet ; seulement, on n'obtient pas toujours des détenus l'accomplissement de ces précautions. Cent fois, en entrant chez eux, nous avons trouvé la fenêtre ouverte et le siége sans tampon. De là défaut d'équilibre dans la pression atmosphérique.

3° Il est nécessaire que les caves inférieures soient hermétiquement fermées ; mais comme il y a journellement un service de vidanges à effectuer, il s'introduit toujours une quantité d'air susceptible de troubler l'équilibre.

4° Il est indispensable que la cheminée centrale soit entretenue constamment avec le plus grand soin : quand le foyer n'est pas assez actif, la circulation de la galerie à la cave se fait difficilement dans les cellules des troisièmes étages situés aux extrémités des rayons. Pense-t-on qu'il soit aisé d'obtenir cette exactitude ?

5° Pour que la communication des galeries et des cellules fût plus facile, il faudrait multiplier les prises d'air. Elles nous paraissent insuffisantes dans l'état actuel ; de plus, elles sont souvent obstruées aux premier et deuxième étages par des toiles d'araignées et des plâtras ; au rez-de-chaussée, par la poussière et les résidus du balayage qui y tombent durant cette opération.

L'ensemble de ces précautions nous paraît assez difficile à obtenir ; ce que nous avançons, c'est que dans les cellules de l'infirmerie, situées au rez-de-chaussée, par conséquent dans les meilleures conditions relativement à la cheminée d'appel, quand elles étaient occupées par des phthisiques, des scrofuleux, des gens affectés de carie, nous trouvions en y entrant une odeur insupportable, un air vicié, que nous ne corrigions qu'à grand'peine par des fumigations de chlore et l'ouverture, pendant quelques heures de la nuit, des vasistas placés sur les portes (1).

Ce que nous affirmons, c'est qu'en demeurant quelques instants dans d'autres cellules, nous étions

(1) Le volume d'air fourni à chaque détenu s'élèverait en moyenne à 18 ou 20 mètres cubes d'air par heure.

M. Péclet admet que la moyenne pour un homme doit être de 6 mètres cubes, M. Dumas de 8 à 10, M. Pouillet de 20.

frappés de la chaleur de l'air que l'on y respirait, et souvent péniblement impressionnés par l'odeur infecte qui remontait des tuyaux d'aisance.

Ceci constitue l'exception, nous voulons bien l'admettre, mais l'exception nous donnera le droit de dire qu'il faut toujours compter avec l'air atmosphérique et les nombreuses variations auxquelles il est sujet; qu'il faut redoubler de zèle et de vigilance pour atténuer quelques-uns des inconvénients que nous venons de signaler.

Le système de chauffage est assez bien entendu, et l'on peut obtenir, avec des soins, une température moyenne de 13 degrés centigrades dans les galeries au mois de janvier. Des générateurs sont situés dans les caves; ils sont en rapport avec des serpentins d'où partent des tuyaux d'eau chaude, qui, après s'être distribués à droite et à gauche à chaque étage, redescendent au serpentin point de départ.

L'éclairage se fait dans tout l'établissement par le gaz.

Un gazogène, situé à l'une des extrémités de l'édifice, distribue des conduits principaux dans les caves longitudinales ; de là s'élèvent des conduits secondaires qui se distribuent aux galeries et aux cellules.

Le système des vidanges s'effectue, dans les caves longitudinales, par le chemin de ronde, d'une manière ingénieuse et surtout inodore.

L'établissement des égouts et leur distribution ne laisse rien à désirer.

L'eau, qui arrive à Mazas par deux sources principales, est portée par des pompes à tous les étages, et en abondance.

La facilité d'avoir beaucoup d'eau, la possibilité de la chauffer aisément, permet aux médecins d'ordonner très fréquemment des bains aux détenus (moyen hygiénique très efficace).

CHAPITRE III

MALADIES. — MORTALITÉ.

Examinons les résultats de l'emprisonnement cellulaire de Mazas sur la santé du prisonnier engénéral. Nous prendrons constamment pour point de comparaison ce qui a été observé à la vieille Force et aux Madelonnettes; nous avons là, dans des prisons en commun, les mêmes éléments quant à la nature des délits et des délinquants.

A Mazas, de 1852 à 1854, il y a eu une proportion de malades représentée par le chiffre............. 11,71 p. 100 détenus.
Aux Madelonnettes 1852-54)......... 18,65 p. 100   —
A la vieilleForce (période de dix années) 24 » p. 100   —

Ceci nous apprend qu'à Mazas il y a eu moitié moins de malades qu'à la Force, mais qu'aux Madelonnettes on y a constaté une différence en moins de 6 p. 100 sur la Force, différence qui peut représenter les améliorations successives apportées dans le régime des prisons.

Mieux vaut donc établir le rapport entre deux prisons actuelles de Paris (Mazas et Madelonnettes), emprisonnement cellulaire et détention collective ; une
période de 4 années (1850 à 1854) donne :

Mazas.................. 11,35 p. 100. ou 2,27
Madelonnettes.......... 18,65 p. 100, ou 3,73

Pour la mortalité, elle avait été, à la Force, en dix
ans, de :

Force........... 0,67 p. 100, ou 2,81 p. 100 des malades.
Mazas (1850-1854). 0,22 p. 100, ou 1,94. — —
Madelonnettes.... 1,08 p. 100, ou 5,71. — —

La différence est notable ; mais que d'observations
restrictives en étudiant le mode de recrutement des
prisonniers, les circonstances secondaires !

On envoie à Mazas des hommes forts, robustes,
prévenus de délits et de crimes contre les personnes,
de délits politiques.

Aux Madelonnettes, on écroue particulièrement des
condamnés, des mendiants ramassés aux coins des
bornes, des vagabonds qui ont déjà végété dans la misère et frappé vainement à la porte des hospices ; nous
avons donc là des conditions diverses, au point de vue
de la résistance organique de chacune de ces deux catégories, conditions qui doivent nécessairement se tra-

duire par une augmentation de malades et de morts dans la deuxième.

A Mazas, à la moindre indisposition, le détenu, recherchant la société, fait prévenir le médecin qui combat le mal à sa naissance.

Aux Madelonnettes, le prisonnier, redoutant l'infirmerie et sa diète, n'y monte qu'à la dernière extrémité.

Maintenant, par convenances judiciaires ou administratives, souvent par hasard, on transfère aux Madelonnettes, soit du dépôt de la Préfecture de police, soit de Mazas, les individus les plus gravement malades.

De mai 1852 à mai 1854, sur 4,518 prisonniers, nous avons reçu 925 malades, qui ont fourni 67 décès, soit 7,24 p. 100. Nous avons constaté avec le plus grand soin l'état des entrants, et, sur ces 67 morts, 10 sont arrivés de Mazas et 3 du Dépôt, dans un état alarmant signalé à l'administration.

Sans rechercher les motifs de pareils transférements, nous prenons les faits tels quels, et nous disons que, raisonnablement, la mortalité des Madelonnettes devrait être réduite à 54, et celle de Mazas portée à 32, en laissant de côté, pour le moment, les 14 suicides.

Les proportions susénoncées seraient donc modifiées de la sorte (période 1852-54) :

Mazas......... 32 sur 1,490 malades, soit 2,16 p. 100.
Madelonnettes. 54 —   925   —   — 5,83 p. 100.

En rapprochant de ce qui a été signalé plus haut du personnel de la maison, la nature des affections auxquelles ils ont succombé, l'on verra comment peuvent être modifiés ces premiers chiffres. Ainsi, sur ces 67 décès, on a noté :

24 affections graves de la poitrine (chroniques, héréditaires);
 7   —   —   (aiguës);
 5 fièvres typhoïdes ;
 2 choléra-morbus ;
 4 lésions organiques du cœur;
 8 congestions cérébrales ;
17 affections diverses (diabète, variole, etc.).

Dans ces calculs, il faut, autant que possible, prendre un laps de temps assez long pour tenir compte des épidémies, des accidents. Ainsi, aux Madelonnettes, pendant que la moyenne de la mortalité est de 5,71 en prenant qnatre années, elle s'élève à 7,24 si on la cherche dans la période 1852-1854.

Ces observations tendent à prouver que, si l'on peut dire, en général, que le nombre des malades et des décès a été plus considérable dans les prisons en commun qu'à Mazas, la différence est moins sensible lorsque l'on examine les circonstances accessoires.

Quant à la nature des maladies dans les prisons soumises aux deux systèmes, à leurs caractères, à leur proportion respective, nous avouons n'avoir pas pu déterminer de différence bien sensible; seulement, nous pouvons affirmer actuellement que les engorgements glandulaires et scrofuleux se développent, à Mazas, plus promptement chez les individus qui n'en avaient jamais été atteints, et qu'ils prennent un volume plus considérable chez ceux qui en possédaient les premiers germes.

CHAPITRE IV

FOLIE.

Au dire de la commission instituée par le préfet de police pour étudier le système cellulaire (1), les aliénations mentales ont été, à Mazas, dans une proportion inférieure aux états relevés dans les prisons en commun : « 9 cas seulement sur une population de « 12,542, en ne faisant pas figurer dans ce chiffre les « individus chez lesquels des symptômes d'aliénation « mentale existaient avant leur entrée dans la mai- « son. Ainsi, les cas d'aliénation mentale diminue- « raient pendant que les suicides augmentent. Ordi- « nairement, au contraire, ajoute le rapporteur, ces « chiffres marchent dans la même proportion. »

Cette dernière proposition est la seule vraie, et si, au lieu de se préoccuper du degré d'intelligence que les détenus avaient à leur entrée, constatation toujours

(1) MM. Thierry, Guérard, Paillard de Villeneuve, Bésuchet, Bruzard, Bégin, Lélut, Jacquemin.

difficile, on avait étudié le nombre des aliénés reçus dans la maison, on serait arrivé à d'autres résultats.

En traitant la question de la folie, M. Lélut commence par établir :

1° Que, dans la société libre et honnête, il y a 2 aliénés sur 1,000 individus ;

2° Que, dans toute vie prisonnière, pour des raisons tirées de la nature même de cette vie et qu'il est bien facile de deviner, le chiffre des aliénés est beaucoup plus considérable.

Il s'élève de 3 à 4, 5, 6 et même 15 pour les prisons de l'ancien régime (Loos, Ensisheim, Haguenau). Il n'est que de 2, 3, 5 au plus pour celles du nouveau.

« Ces chiffres prouvent donc de la manière la plus positive que l'emprisonnement individuel est beaucoup moins meurtrier pour le corps et pour l'âme que l'emprisonnement collectif. Cela doit être, ajoute le savant académicien, car toutes les conditions de l'incarcération individuelle sont égales ou supérieures à celles du vieil emprisonnement : égales, l'alimentation, le vêtement, le travail, l'exercice en plein air ; supérieures, l'habitation d'une cellule spacieuse et bien aérée, la liberté de prendre du mouvement dans l'intervalle des travaux, l'absence des excitations au vice, à la maladie. »

Nous sommes ici en pleine dissidence et sur les chiffres et sur les faits, et sur les déductions.

Il y a plusieurs manières de recueillir une statistique d'aliénés; d'ordinaire on additionne le nombre des fous écroués pendant l'année dans la maison, sans s'inquiéter des antécédents, sans déterminer si la maladie s'est développée avant ou pendant la détention.

Celles des anciennes prisons ont été prises de cette manière, et comme elles servent actuellement encore de point de comparaison, il faut de toute nécessité en tenir compte.

Voici les résultats obtenus par ce mode très-vicieux de détermination :

	Détenus.	Aliénés.
Vieille Force, 1840-49, sur......	37,397	172, soit 0,47 p. 100.
A Mazas, 1850-52, sur..........	14,145	35, — 0,31 —
A Mazas, 1852-54, sur..........	12,726	36, — 0,28 —
Aux Madelonnettes, 1850-54, sur	9,443	27, — 0,28 —
Aux Madelonnettes, 1852-54, sur	4,518	16, — 0,35 —

Ainsi, de prime abord, en comparant Mazas à la vieille Force ou aux Madelonnettes, on arrive à des chiffres très rapprochés entre eux, et qui tous s'éloignent beaucoup du chiffre 15 signalé par M. Lélut :

0.47 ; 0.31 ; 0.28 ; 0.35 p. 100, ou 4.70 ; 3,10 ; 2.80 ; 2.50 p. 1,000.

Mais demandons quelques renseignements à la pratique de tous les jours, elle nous dira :

1° Qu'à Mazas, quelquefois dès la première manifestation de folie, le détenu a été transféré sans l'intervention du docteur, sans qu'il ait pu connaître le fait, l'enregistrer ;

2° Que souvent, à l'apparition des premiers prodromes, le médecin s'est empressé d'admettre les individus à l'infirmerie dans des cellules doubles, en compagnie d'un détenu signalé par sa bonne conduite. Lorsqu'en multipliant autour d'eux les heures de promenade, les distractions, on obtient une amélioration sensible et prompte, on ne fait pas figurer ces cas sur la liste des aliénés ;

3° Qu'à Mazas, de l'aveu même de M. Lélut, il y a eu, dans deux ans, 9 cas bien constatés d'aliénations nées dans la maison ;

4° Qu'aux Madelonnettes, au contraire, le trouble des fonctions intellectuelles était le plus souvent antérieur à l'arrestation.

Ainsi, sur les 16 cas des années 1852-54, pas un seul ne s'est développé dans la maison : 10 ont été transférés à Bicêtre dans la huitaine ; 2 au bout d'un mois, retenus qu'ils étaient à l'infirmerie par des maladies aiguës ; les 4 autres venaient de Mazas qu'ils avaient quitté sur la demande des médecins, parce qu'après un séjour de quelques semaines, la cellule avait prodigieusement exalté leur intelligence. Par des soins assidus, nous avons été heureux de rendre le calme aux deux premiers ; pour les deux autres, nous avons dû demander leur transférement, parce que leurs excentricités étaient incompatibles avec les exigences d'une salle de malades.

Tout ceci prouve combien il faut encore se méfier des chiffres, et à quels résultats erronés l'on arrive en les prenant dans leur brutalité.

Pour nous résumer, nous dirons :

En considérant en masse les chiffres des aliénés dans les prisons cellulaires et les maisons en commun, on trouve que le nombre des aliénations est à peu près le même ; mais en interprétant les chiffres, en les pondérant, on s'assure de la manière la plus formelle :

Qu'à Mazas il y a des cas de folie bien constatés nés dans la maison même ;

Qu'aux Madelonnettes, à quelques rares exceptions près, les fous viennent du dehors ; la maladie ne se développe pas dans la prison.

De la réfutation des chiffres passons à celle des faits.

Toutes les conditions de l'incarcération individuelle sont-elles égales ou supérieures à celles du vieil emprisonnement, comme l'affirme l'honorable M. Lélut ?

Non, sans doute, et pour ne pas fatiguer l'attention du lecteur, nous nous bornerons à rappeler que le travail n'est pas assez généralisé; que l'exercice en plein air est trop limité; qu'une surveillance intelligente peut considérablement restreindre les excitations à la débauche et au vice.

Notre savant confrère pourrait-il citer beaucoup d'observations de folies nées au dépôt des condamnés pendant qu'il avait la direction médicale de cette prison ? A-t-il pu suivre la marche de ces désordres intellectuels, indépendants de toute circonstance héréditaire, de toute excitation accidentelle ?

En attendant qu'il fasse connaître ses idées sur ce point, nous allons tracer en peu de mots le tableau des symptômes que nous avons vus et étudiés à plusieurs reprises à Mazas.

Le moment où le détenu voit se fermer sur lui la porte de la cellule produit une impression profonde sur l'homme qui a reçu de l'éducation comme sur celui qui a toujours vécu dans l'ignorance, sur le

criminel comme sur l'innocent, sur le prévenu comme
sur le condamné : cette solitude, l'aspect de ces murs,
ce silence absolu l'effrayent et le confondent. S'il a de
l'énergie, s'il possède une âme forte et bien trempée,
il résiste, et peu de temps après il demande des livres,
de l'occupation, du travail. Si c'est un être faible et
pusillanime, il se laisse abattre ; insensiblement il
devient taciturne, triste, morose ; bientôt il refuse ses
aliments, et s'il ne peut occuper ses mains, il reste de
longues heures immobile sur son escabeau, les bras
appuyés sur la table, les yeux fixés sur elle. Quelques
jours encore, et la promenade ne sera plus un besoin
pour lui, et les visites des aumôniers ne le soulageront
guère, et les paroles des médecins ne le tireront pas
de ses rêveries.

Selon les degrés de son intelligence, selon ses
habitudes, sa manière d'être, son organisation morale,
la monomanie prendra une forme érotique ou religieuse, gaie ou triste.

Les affections dépressives sont les plus ordinaires ;
mais à côté des mélancolies les mieux caractérisées,
nous avons vu l'exaltation la plus complète : un ancien militaire, par exemple, s'excitant au combat, à
la mêlée, parlant de cliquetis d'armes et de bruits de
clairons ; un commis, détenu pour vol d'une cravate,

soupirant sans cesse des vers à sa maîtresse ; un choriste de l'Opéra se livrant à la danse la plus échevelée.

Cependant, dans les moments de calme, d'intermittence, ces malheureux répondent parfaitement aux demandes qu'on leur adresse ; souvent même il faut un interrogatoire minutieux pour déterminer le point sur lequel leur esprit divague et se perd.

De pareils troubles de l'intelligence sont inhérents au système ; ils prennent naissance chez des individus qui jouissaient antérieurement d'une parfaite santé, qui n'avaient présenté aucune prédisposition héréditaire ou acquise, et, de plus, ils sont facilement modifiés par un traitement convenable ; ils disparaissent avec la cause première. Nous avons signalé plus haut l'heureuse influence des distractions, de la société, des promenades, du transférement dans une maison en commun.

Tout ce qui précède nous autorise donc à admettre cette proposition :

« *Fréquence plus grande, pour le régime cellulaire, des aliénations mentales.* »

Que si, avec les autorités les plus recommandables, on voulait admettre un rapport constant entre l'augmentation des folies et celle des suicides, on

trouverait dans ce qui va suivre la confirmation la
plus éclatante d'une pareille conclusion.

C'est en vain que l'on citerait les statistiques an-
glaises : d'abord les appréciations sont divergentes,
puis le système cellulaire a subi chez nos voisins une
foule de modifications ; aujourd'hui, on considère la
cellule comme un des éléments du *probation system ;*
arme à deux tranchants, elle est nuisible ou féconde
suivant la main qui en dispose et suivant le caractère
de l'homme auquel on l'applique. On y renferme
pendant six mois, un an, le détenu que la société veut
éloigner de son sein et confiner au delà des mers dans
une colonie pénitentiaire.

On veut *mater le convict ;* on énerve le corps pour
avoir plus facilement raison de l'esprit et de la volonté. C'est plus logique ! Au surplus, nous n'admettons aucune comparaison possible entre ce qui se
fait chez nous et ce que l'on peut observer chez
d'autres peuples.

A notre avis, les questions pénitentiaires doivent
être étudiées dans le pays même où doit se faire l'application, afin de tenir compte des habitudes, des
mœurs, du caractère, de la manière d'être politique et sociale de ses habitants ; ce sont là autant
d'éléments particuliers de la question dont il faut

tenir compte. Tous les arguments qui leur sont étrangers sont d'une minime valeur ; les seuls réels, positifs, sont ceux tirés de l'étude de leur manifestation. *Suum cuique ;* à chaque nation sa législation particulière.

CHAPITRE V

SUICIDES

Abordons enfin cette question si délicate et si controversée des suicides.

Dans la première partie du rapport du 31 mai 1852, M. Guérard constate « que dans les deux années qui « viennent de s'écouler, on a eu à regretter la mort « de douze détenus qui se sont suicidés. »

Dans la deuxième, M. Paillard de Villeneuve. s'exprime en ces termes : « Nous avons le regret d'annoncer que le nombre des suicides s'est élevé « à 12 en deux ans, sur une population flottante « de 12,542 détenus. Ce chiffre est considérable ; il « devait frapper notre attention et solliciter de notre « part une étude particulière. »

Ce langage prouvait que la commission avait été justement émue du chiffre des suicides ; mais, dans un rapport supplémentaire, M. le docteur Lélut affirme que ce chiffre de 1 sur 1,050 n'a rien d'exorbitant, et qu'il coïncide avec celui qu'il a assigné au département de la Seine, 1 sur 1,291.

Nous avons voulu étudier le rapport de ces chiffres avec celui des suicides qui ont lieu à Paris, mais nous nous sommes trouvé en présence d'appréciations trop diverses ; car si Burrows porte la moyenne d'une année à 300, M. Quételet l'évalue à 350, et M. Lélut à 426.

Comme il ne faut pas qu'au paradoxe : La parole a été donnée à l'homme pour déguiser sa pensée, on puisse joindre celui-ci : La statistique a été inventée par le savant pour dénaturer les faits de l'observation, nous allons étudier la question sous un autre aspect, en prenant pour points de comparaison deux prisons en commun, l'une ancienne, l'autre moderne.

Nous trouvons là des éléments à peu de chose près identiques : même situation, Paris, sous les yeux de l'administration centrale; même population, hommes adultes nés à Paris ou y vivant depuis assez long-temps, en ayant pris les vices et les habitudes ; même période de temps, 1850-1854, pour Mazas, la prison cellulaire modèle, et pour les Madelonnettes, la maison d'arrêt qui a profité des améliorations succes-sives introduites dans le système en commun. Ces conditions doivent, ce nous semble, conduire à des résultats plus probants. Nous garantissons d'ailleurs l'authenticité des chiffres et nous tenons à la disposition des incrédules les tableaux et autres pièces à l'appui.

A la Vieille-Force, de 1840 à 1849, sur 37,397 détenus, 3 suicides et 4 tentatives, soit

$$\begin{aligned}
&\text{1 suicide sur} \ldots\ldots\ldots\ 12,465 \\
&\text{1 tentative sur} \ldots\ldots\ \ 9,000
\end{aligned}$$

Nota. De 1831 à 1840, il n'y avait eu aussi que 3 suicides et 3 tentatives.

A Mazas, de mai 1850 à mai 1852, sur 12,542 prisonniers, 12 suicides et 13 tentatives, soit

$$\begin{aligned}
&\text{1 suicide sur} \ldots\ldots\ldots\ 1,045 \\
&\text{1 tentative sur} \ldots\ldots\ldots\ \ 900
\end{aligned}$$

A Mazas, de mai 1852 à mai 1854, sur 12,726 détenus, 14 suicides et 30 tentatives, soit

$$\begin{aligned}
&\text{1 suicide sur} \ldots\ldots\ldots\ 900 \\
&\text{1 tentative sur} \ldots\ldots\ldots\ 424
\end{aligned}$$

En prenant la moyenne des quatre années depuis l'ouverture de la prison, on a, sur 25,268 prisonniers, 26 suicides et 43 tentatives, soit

$$\begin{aligned}
&\text{1 suicide sur} \ldots\ldots\ldots\ 971 \\
&\text{1 tentative sur} \ldots\ldots\ldots\ 765\ (1)
\end{aligned}$$

(1) Dans la prison cellulaire de Beaune (Côte-d'Or), depuis son

Pendant cette même période, aux Madelonnettes on a eu à déplorer 1 suicide sur plus de 12,000 prisonniers, soit

1 suicide sur.......... 12,000

et aucune tentative.

Ceci nous apprend que les suicides à Mazas ont été douze fois plus nombreux qu'ils ne l'avaient été à la Vieille-Force, qu'ils ne l'ont été aux Madelonnettes.

Par conséquent, l'augmentation constatée en 1852 n'est pas un fait exceptionnel; elle se trouve confirmée par une nouvelle expérience de deux années pendant lesquelles on a pris toutes les mesures humainement possibles pour éviter ces malheureux accidents.

Les partisans de la théorie de l'exception avaient invoqué à l'appui de leur opinion les deux circonstances suivantes :

1° En 1850, le chiffre des suicides de Mazas a été inférieur à celui des prisons en commun.

2° En 1843, le chiffre des suicides à la Vieille-Force s'était élevé à 1 sur 1,210.

Nous pourrions réfuter ces objections en disant

installation en 1850, sur 1,707 détenus, il y a eu 3 suicides par strangulation, soit

1 sur............ 569

qu'en bonne statistique il ne faut jamais prendre une
année isolément et qu'on n'arrive à la vérité que par
des moyennes déterminées sur une certaine période
de temps; mais, comme nous avons d'autres bonnes
raisons, nous allons les signaler.

On n'a constaté, il est vrai, à Mazas, en 1850, que
3 suicides; mais la maison n'ayant été ouverte qu'à
la fin de mai, ces 3 suicides ne représenteraient que
la portion de 3 sur 7/12 d'une année. Qu'est-ce qui
prouve que les autres 5/12 n'auraient fourni aucun
cas de mort accidentelle?

Pour ce qui concerne la Vieille-Force, il y a eu,
en 1843, 2 suicides sur 3,632 détenus, ce qui donnerait une proportion de 1 sur 1,816, et non pas sur
1.210, comme l'a écrit M. Lélut.

Mais, même en invoquant ce résultat : 1 sur 1,210
en 1843, peut-on raisonnablement négliger de dire
que, pendant les années subséquentes 1844 — 45 —
46 — 47 — 48 — 49, il n'y a pas eu un seul suicide?

La moyenne de 10 ou de 20 ans, à la Force, n'a-
t-elle pas offert la proportion bien différente de 1
sur 12,000?

Nous bornons là nos réflexions : nous avons com-
paré les prisonniers de la Force à ceux de Mazas, parce
que nous trouvions les mêmes éléments signalés par

M. Lélut, d'hommes adultes, presque tous nés à Paris, ou du moins l'habitant depuis assez longtemps, en ayant pris les habitudes.

Toutefois, si notre parole pouvait avoir l'autorité de celle du savant académicien, nous ferions nos réserves sur ces aptitudes énoncées comme causes déterminantes de suicide. Pour accomplir cet acte de suprême désespoir, il faut encore une dose d'énergie, une exaltation de la volonté, une fièvre de la pensée que l'on ne retrouve pas, en général, dans une âme dépravée. Les principaux mobiles du suicide sont : l'isolement, la misère succédant à l'aisance, la passion, la perte d'une position sociale, la perspective du déshonneur : la lâcheté est en raison directe de la dépravation, et le lâche n'a pas le courage de se donner la mort.

On nous a dit : « Le nombre des aliénés et des « suicides ayant depuis quelque temps augmenté dans « toute la population, rien d'étonnant qu'il soit au- « aujourd'hui à Mazas plus fort qu'il n'a été autrefois « à la Force. »

En principe, le nombre des aliénations mentales, et partant des suicides, est en rapport avec l'état politique du pays : dans les moments de calamités et de discordes civiles, aux jours de troubles de

la cité, aux époques de bouleversement social, l'i-
magination s'exalte, et l'exaltation conduit bientôt
à la folie : « Plus le cerveau est excité, s'écrie
« Esquirol, plus la susceptibilité est active, plus
« les besoins augmentent, plus les désirs sont im-
« périeux, plus les causes de chagrin se multiplient,
« plus les aliénations mentales sont fréquentes, plus
« il doit y avoir de suicides. »

Depuis un demi-siècle, le flux et le reflux révolu-
tionnaire ont changé bien des positions sociales, et
l'accroissement des suicides est réellement effrayant
dans cette période. Mais les observations faites à la
Force ont porté sur 25 ans, de 1825 à 1850 (3 suicides de 1825 à 1840; 3 de 1840 à 1850). Or, dans
Paris, de 1817 à 1821, le terme moyen des suicides
a été de 346 : en 1834, de 247 ; en 1849, de 303 ;
en 1850, de 391. Ces différences ne sont-elles pas
insignifiantes en présence de la conclusion à laquelle
nous sommes arrivé, en établissant que les suicides à
Mazas étaient aux suicides à la Force dans la proportion de 1 à 12?

Nous possédons des indications et les renseignements les plus précis sur tous les suicides et une
grande partie des tentatives survenues à Mazas. En les
consultant avec attention, ils nous ont fourni une

preuve directe pour admettre que cette énorme quantité de morts volontaires est inhérente au système, ou du moins qu'elle en est une des conséquences les plus immédiates.

Voici quelques détails à ce sujet :

Sur les 26 suicidés, 21 étaient prévenus, 5 seulement condamnés.

25 fois la mort est survenue par suspension au moyen de courroies ou de cravates à la tringle de tirage de la fenêtre ou à son barreau, à la planche de la cellule, à l'anneau qui fixe le hamac, au bec de gaz, etc.

1 fois une cuillère de bois et une cravate ont suffi pour opérer la strangulation.

Parmi les tentatives, 2 prévenus voulaient s'empoisonner en fabriquant du vert-de-gris par l'infusion de quelques sous dans de l'urine.

La nature des préventions et des condamnations, pour être diverse, ne présentait pas d'ordinaire une bien grande gravité.

Sur les 21 prévenus :

> 6 l'étaient pour vagabondage ou mendicité;
> 4 pour attentat à la pudeur;
> 8 pour vols (parmi ceux-ci deux de peu d'importance, 1 habit, 12 bûches);
> 3 pour coups, rébellion à la force publique, rupture de bans.

Des 5 condamnés :

> 2 l'étaient à 3 et 6 mois d'emprisonnemet pour vol;
> 1 à 2 mois pour abus de confance;
> 1 à un an pour rupture de ban ;
> 1 aux travaux forcés à perpétuité pour vol qualifié.

L'enseignement qui découle de la durée du séjour me paraît devoir mériter une attention particulière.

14 fois le suicide a eu lieu dans les 8 premiers jours. de   1 à   8
3 fois dans le premier mois...................... de   9 à 30
7 fois dans les deux mois........................ de 30 à 60
2 fois dans le cours du troisième mois........... de 60 à 90

Pour ce qui est de l'âge :

> 3 avaient moins de 20 ans ;
> 6   —   de 20 à 40 ;
> 7   —   de 40 à 50 ;
> 10   —   de 50 et au delà.

Ces notions, qui nous ont semblé très-intéressantes, conduisent aux résultats suivants :

1° En général, les détenus qui se sont suicidés n'étaient pas de la catégorie de ces hommes pervers, perdus de dettes et de crimes, misérables sans foi ni loi, ne possédant ni feu ni lieu.

2° La grande majorité étaient en prévention pour des délits qui les rendaient spécialement passibles de la police correctionnelle.

3. L'impression première de la solitude, de l'encellulement, a été si violente, que la pensée de la destruction est née instantanément avec une force extrême dans leur esprit. Deux d'entre eux avaient cessé de vivre le lendemain même de leur arrestation ; 14 sur 26 n'avaient pas dépassé la huitaine.

4° C'est dans la force de l'âge, chez les hommes qui ont déjà traversé la vie et ses péripéties, que cette passion est le plus énergique.

CHAPITRE VI

RÉPONSE AUX OBJECTIONS

Parmi les objections adressées à nos conclusions, nous avons trouvé 1° celle qui consiste à invoquer « l'autorité d'un grand nombre d'inspecteurs, de délégués, d'économistes. »

Si nous nous inclinons toujours avec respect devant les hommes qui ont acquis une position élevée par leurs travaux et leurs talents, nous ne pouvons accepter purement et simplement leurs idées. Leur conviction nous est connue, leurs bonnes intentions sont aussi éclatantes que la lumière du jour; seulement leurs espérances ne se sont pas réalisées, et cet abîme qui sépare la théorie de l'application s'est ouvert inopinément sous leurs pas.

2° « Pendant qu'en France on détruit le système, « on l'édifie en Belgique, et l'emprisonnement cellu-« laire prend place dans la législation du pays. »

Nous ne mettrons pas en doute la bonne foi de nos

voisins ; nous avons lu avec intérêt leurs publications récentes, rencontré sur la brèche des écrivains distingués, applaudi même à leurs tentatives ; mais ils n'ont pas assez étudié le système dans la succession de toutes ses phases. Et devrons-nous abandonner nos doutes, nos scrupules, nos preuves, nos statistiques, parce qu'un texte de loi aura sanctionné à l'étranger la manière de voir des promoteurs de la cellule ?

3° « Il est indigne de jeter pêle-mêle, dans une « prison en commun, un homme qui peut être inno- « cent et un coupable, un détenu politique et un « voleur. »

Par le fait cette confusion n'existe pas.

Si l'on voulait se donner la peine de s'enquérir de ce qui se fait aux Madelonnettes, par exemple, on verrait qu'il existe d'abord trois grandes catégories ·

Prévenus ;

Condamnés ;

Politiques.

Il n'y a entre eux aucun rapport. Ils se promènent dans des cours séparées, couchent dans des dortoirs spéciaux. Les derniers, placés dans le corridor dit *de faveur*, ne sont astreints à aucun travail et sont traités avec tous les égards dus à des hommes qui, le plus souvent, n'ont agi, sans dépravation morale, que sous l'influence d'une erreur.

L'administration supérieure, en allégeant autant que possible leur peine, en multipliant autour d'eux les visites de leurs parents, les consolations de leurs amis, prouve à tous que si la main de la justice les a frappés, la clémence du souverain s'attache à améliorer leur condition.

Sans doute, dans une prison en commun, il faut beaucoup de tact de la part des chefs, un sentiment de justice à toute épreuve, de l'énergie, une volonté de fer; mais si, par hasard, ces qualités étaient difficiles à rencontrer dans un homme, ce ne serait pas encore un vice essentiel de l'institution. Tout ce qui tient à l'individu peut être modifié du jour au lendemain; tout ce qui est inhérent au système est aussi vivace que les abus qu'il a pu engendrer.

4° Cherchons à démontrer que l'emprisonnement cellulaire renverse l'économie si sage, si prévoyante du Code pénal; qu'en s'appliquant d'une égale manière à un simple délit et à un crime atroce, il détruit cette belle gradation des peines, il engendre une confusion immorale entre le prévenu et le condamné.

Le système adopté par le gouvernement de Juillet avait en lui deux vices radicaux.

D'abord, l'ensemble manquait d'harmonie; il a cru voir dans la cellule une panacée universelle, et il a multiplié les essais sans règle fixe, sans plan arrêté, et, nous devons le dire, sans circonspection.

Les distinctions si équitables de maisons d'arrêt, maisons de correction, maisons centrales, n'ont été que nominales, et souvent une même prison a reçu, comme à Mazas, des prévenus, des condamnés en police correctionnelle, des condamnés aux assises.

S'ils ne se voyaient pas les uns les autres, ils savaient parfaitement qu'ils étaient tous confondus, soumis au même régime, astreints aux mêmes obligations.

La satisfaction morale manquait au plus grand nombre, et les surveillants n'étaient pas en état d'entourer de quelques égards, de quelques attentions, ceux que la main de la justice n'avait pas encore frappés.

Puis, au lieu de prendre pour ces essais des criminels, des gens endurcis et pervers, on a plus particulièrement appliqué l'encellulement à des prévenus. Dans le but louable de les éloigner du contact des malfaiteurs, on leur a fait affronter les dangers de l'aliénation mentale.

Qu'il nous soit permis d'appeler ici l'attention de

l'autorité supérieure sur l'excessive longueur des préventions. On invoquera en vain les besoins du service, le nombre limité des juges, les exigences des procédures.

Un intérêt d'économie prescrit d'abréger ce temps le plus possible.

L'intérêt social s'oppose à ce qu'on le prolonge d'un seul jour.

Dernièrement, un magistrat proposait de réduire les frais de justice criminelle de plusieurs centaines de mille francs, en modifiant le mode des instructions préliminaires et des détentions préventives. Sans être à même d'apprécier l'importance de la somme, nous voyons tous les jours la possibilité de diminuer ces dernières. Un mendiant est arrêté une première fois dans la rue pour vagabondage, il est envoyé au dépôt de la Préfecture, et de là, vingt-quatre, trente heures après, dirigé sur une maison d'arrêt; au bout de sept, huit, quinze jours, il est traduit en police correctionnelle et condamné à un mois de prison.

Nous le demandons hardiment : En pareille circonstance, ne doit-on pas faire juger dans les trois jours ce vagabond? Et, par ce moyen, l'administration n'aurait-elle pas huit à dix journées de prison de moins à payer ?

L'intérêt de la société n'admet pas ces longues préventions de six, huit, dix et douze mois. Il est des affaires compliquées, (bandes de voleurs, associations, faux-monnayeurs, crimes à ramifications lointaines), où le juge n'a pas tout d'abord devant soi les éléments du procès; mais sa perspicacité peut, jusqu'à un certain point, suppléer au défaut de preuves, et cela lui impose l'obligation d'apporter, dans ces cas, une activité bien plus grande : celui qui souffre et s'étiole ne peut-il pas être innocent?

En 1852, nous avons suivi l'affaire dite des Baccalauréats. Huit à dix jeunes gens appartenant à des familles honorables avaient commis une faute, subi des examens pour des camarades ou des gens qu'ils ne connaissaient pas, les uns par bonté d'âme, les autres par intérêt.

La justice devait à bon droit sévir contre les coupables; mais était-il équitable de les exposer préventivement pendant six, sept et même huit mois aux rigueurs du système cellulaire de Mazas?

Le Code d'instruction criminelle porte que, dans les vingt-quatre heures, l'individu doit comparaître devant le juge d'instruction.

Cette obligation, imposée par la loi, n'est-elle pas quelquefois enfreinte?

En thèse générale, à la différente nature de délits et de crimes doit correspondre une gradation diverse de peines.

La division en : Maisons d'arrêt,

Maisons de correction,

Maisons centrales,

Bagnes ou déportation,

est éminemment philosophique. Si, pour toutes, on doit empêcher l'évasion, prévenir la corruption, dans les trois dernières, il faut en outre combattre les récidives par l'empire des habitudes morales, et rechercher les moyens de discipline dans le temps et la volonté humaine.

L'expérience prouvant que la population d'une même prison ne peut être soumise au même régime, il sera nécessaire d'établir des distinctions, non plus seulement selon la nature des délits, mais encore selon les aptitudes psychologiques.

Nous serions très-heureux de voir appliquer à ce sujet la classification exposée d'une manière si lumineuse par M. Ferrus.

Il admet :

1° Des pervers intelligents, chez qui toutes les fautes sont réfléchies, préméditées ;

2° Des vicieux bornés qui se livrent au mal par manque de discernement, par indifférence pour le bien;

3° Des ineptes ayant subi diverses condamnations sans les comprendre.

A chacune de ces catégories est réservée une peine diverse : système pensylvanien rigoureux; discipline d'Auburn; emprisonnement collectif.

Cette classification ne détruit pas pour lui la prédominance que la criminalité légale doit conserver avant tout.

Il nous semble que le savant académicien est sur le véritable terrain des principes. Sa manière de voir peut être modifiée, perfectionnée; mais on doit reconnaître comme vérités fondamentales :

1° Que la criminalité matérielle ne correspond pas toujours à la criminalité morale;

2° Que la diversité dans les peines est en harmonie avec l'esprit de la législation, le bon sens, la nature intime de l'homme;

3° Que l'espérance est l'élément moralisateur par excellence.

Ceci doit amener le gouvernement à augmenter l'autorité de l'administration pénitentiaire, à relever ce véritable sacerdoce : juste, forte, énergique, puissante, elle sera respectée, obéie; sensible, intelligente, elle amènera l'amendement, la moralisation. L'arbitraire sera facilement prévenu par l'introduction d'un registre où le prisonnier, à l'exemple du *convict* anglais, déposera ses plaintes, certain qu'elles arriveront par l'intermédiaire des inspecteurs à l'autorité supérieure, apparaissant comme le *deus ex machinâ* dans les moments suprêmes.

Le système pénitentiaire anglais, connu depuis 1847 sous la dénomination de *Probation system*, nous paraît mieux coordonné dans son ensemble. Si les résultats obtenus par l'encellulement sont diversement appréciés (les uns en vantent l'utilité d'une manière absolue et permanente, les autres ne lui accordent qu'une efficacité temporaire), il n'en constitue pas moins un des éléments essentiels de la répression.

Dès que la justice a frappé le coupable, il est confié à la surveillance de l'administration, qui exerce sur lui une autorité souveraine.

La cellule le reçoit pendant une période de six mois à un an, puis, selon le degré de l'amendement, il est dirigé sur les pontons de Woolwich, envoyé aux travaux publics de Portland, embarqué pour les colonies du cap de Bonne-Espérance ou de Van Diémen.

Ces gradations répondent parfaitement aux exigences requises ; autant que faire se peut, elles préviennent l'évasion, empêchent la corruption, développent l'amélioration morale.

L'espérance soutient toujours le condamné, car il sait qu'il possède en lui les moyens d'alléger les rigueurs du châtiment. A Pentonville, à Portland ou en Australie, il aperçoit sans cesse une relation intime entre l'amendement et son bien-être, entre la mauvaise conduite et les épreuves terribles de la détention.

Sans doute, le *probation system* réclame encore de sages modifications ; mais son harmonie est chose très-appréciable, et nous appelons sur les principes qui le constituent toute l'attention de nos législateurs. Ils trouveront, dans leur sagesse et leur patriotisme, la possibilité de les adapter à notre tempérament, à notre manière d'être politique et sociale.

L'essentiel, c'est d'avoir, avant tout. un plan harmonique parfaitement coordonné, une gradation de peines en rapport avec les catégories de la législation. Quel que soit le système que l'on adopte, à côté de la punition il faut laisser une porte ouverte pour l'amendement ; car, au milieu même des tortures physiques et morales, l'espérance seule est capable de relever à ses propres yeux et aux yeux de la société *'être fragile créé à l'image de Dieu!*

CHAPITRE VII

DE LA FOLIE PÉNITENTIAIRE.

Le Mémoire de M. Sauze porte pour titre : *Recherches sur la folie pénitentiaire*. Après avoir constaté les dissidences des auteurs sur la question de la folie pénitentiaire, notre savant confrère présente le contingent de son observation personnelle. Pendant deux ans il a recueilli des faits dans la prison cellulaire de Marseille, et comme il est en même temps médecin de l'asile d'aliénés de cette ville, il a pu suivre les prisonniers jusqu'à la fin du traitement, ce qui est une excellente condition d'études.

Une première déclaration dont nous prenons acte est la suivante :

« Je n'ai pas l'intention de prendre la défense du
« système cellulaire : mon seul but est de déterminer
« la véritable origine des cas de folie qu'on observe
« dans les prisons. »

Plus bas il s'exprime en termes non moins modestes :

« Je n'ai pas la prétention de tirer de cette statis-
« tique, aussi incomplète et aussi peu certaine, et
« qui ne s'appuie d'ailleurs que sur une expérience
« de deux années, des conclusions solides et méri-
« tant d'être prises en sérieuse considération. Je
« n'ai voulu établir que des rappochements, des
« comparaisons, etc. »

Ceci bien posé, passons aux faits.

Sur 2,400 détenus, M. Sauze a trouvé 15 cas d'aliénation mentale, et 29 cas d'imbécillité à divers degrés, accompagnée de déformation du crâne, c'est-à-dire 44 individus présentant des signes divers de désordre intellectuel, soit 1 sur 54.

Voilà la statistique en bloc ; mais analysant, en tenant compte des conditions antérieures, il met d'abord de côté les 29 cas d'imbécillité, puis, sur les 15 autres cas, il trouve que 3 seulement se sont déclarés dans la prison (3ᵉ, 11ᵉ et 12ᵉ faits) ; ce qui réduit la proportion à 1 pour 800, proportion peu élevée, car, dans la vie libre, M. Lélut admet un aliéné sur 500, et M. Ferrus un sur 1,840.

Pour le 12ᵉ fait (Partacada), ajoute notre collègue, l'affectation mentale doit être rattachée à une cause incidente, tout à fait en dehors de l'influence de l'emprisonnement. Pour les 2 autres (Ascheri et Velu), il existait des causes prédisposantes, nombreuses, agissant depuis de longues années; et je suis persuadé que l'habitation dans la cellule a été de toutes, sans contredit, la moins puissante. Peut-être même y a-t-il eu plutôt une simple coïncidence qu'un rapport de cause à effets entre la prison et ces deux affections mentales.

Après avoir pondéré attentivement toutes les circonstances, nous pensons qu'il faut tout simplement enregistrer ces faits au nombre des cas bien et dûment nés dans la prison, sous l'influence du système cellulaire.

3ᵉ Observation. — Velu, — 48 ans; mendiant, vagabond, écroué le 29 septembre 1854. — Santé physique affaiblie; — intelligence obtuse; — tête petite, — front étroit, déprimé.

Vers le milieu de janvier, il se manifeste des désordres de la raison, des hallucinations de la vue; en février, il survient de l'agitation, de l'insomnie, des hallucinations de l'ouïe. Le 22 février on demande son transférement à Saint-Pierre, et au bout de quelques jours d'un régime analeptique, la raison, le calme et la lucidité reviennent complétement.

M. Sauze pense que, dans ce cas de folie, né dans la prison, l'influence de la cellule a été de toutes les causes la moins puissante pour déterminer l'explosion de la monomanie sensoriale, et il l'attribue volontiers à la misère, à la mauvaise alimentation.

Malgré cette étiologie, notre intelligent confrère ne se dissimule pas l'importance du fait. Pour nous il est très-significatif ; les conditions énoncées de misère, de mauvaise alimentation, existaient à l'entrée de Velu dans la prison, et cependant les premiers symptômes ne se manifestent que quatre mois après ; de plus, la progression du mal est continue, sensible. — La circonstance de la prompte guérison est très-probante, c'est presque le *Sublatá causâ, tollitur effectus.* Il n'est pas opportun de rechercher ce qui serait arrivé dans un autre établissement. En résumé, un individu misérable, imbécile, entre dans la cellule, et peu à peu il y devient fou. Dès qu'il est transféré à l'hospice de Saint-Pierre, il guérit presque immédiatement.

8ᵉ Observation. — Un nommé Galas, jouissant d'une parfaite santé le jour d'entrée (29 mars), est pris d'un accès de manie furieuse le 11 mai ; un traitement approprié amène la guérison.

M. Sauze rattache ce délire à l'épilepsie, parce qu'il

a rencontré des symptômes ayant de l'analogie avec cette affection; mais pour nous ce cas est au moins douteux.

11ᵉ Observation. — Ascheri, — 43 ans, — écroué le 3 août 1855 ; triste, indolent, hébété, il n'avait jamais donné le moindre signe d'aliénation. — Les premiers jours de septembre il survient de l'inappétence, de la céphalalgie ; le 20, le dérangement des facultés intellectuelles est manifeste. Ascheri craint que sa soupe ne soit empoisonnée ; il a de l'insomnie, de l'agitation. — 27 septembre, transfèrement. — Cet homme, prédisposé par des habitudes d'ivrognerie et un faible degré d'intelligence, était préoccupé de l'idée de quitter Marseille. — C'est à ces causes que l'on attribue l'affection mentale née dans la prison.

Ces causes sont prédisposantes, nous le voulons bien, mais elles ont été insuffisantes pour la manifestation des accidents ci-dessus énoncés, puisque ceux-ci ne se sont produits qu'après plusieurs jours de solitude dans la cellule.

12ᵉ Observation. — Parlacada, — 25 ans, — écroué le 21 juillet 1855. En septembre, on observe de l'inappétence, des hallucinations de l'ouïe ; puis l'insomnie et l'agitation ; il est transféré en octobre.

Cette folie paraît bien être née dans la prison, et

sans antécédents; mais M. Sauze en trouve la cause efficiente dans un interrogatoire du commissaire central : le détenu croit à une nouvelle instruction, et il se trouble, il devient fou. Notre collègue, en attribuant cette folie à une cause indépendante de l'emprisonnement, ne s'abuse-t-il pas? Pourquoi attacher une si grande importance à une chose aussi simple? Pourquoi la crainte d'une instruction nouvelle aurait-elle agi plus fortement que la certitude d'une première condamnation ? Prenons les choses telles qu'elles sont, et constatons qu'un individu sain d'esprit et de corps devient fou après trois mois de séjour dans la cellule, et que la guérison suit de près son transfèrement à l'asile.

On parle d'insuffisance d'alimentation ; ceci est très-regrettable ; toutefois cette cause n'est pas très-active, puisque sur 2,400 individus il n'y a que 3 aliénés. D'ailleurs, il est impossible d'invoquer pour Paris un pareil argument.

La ration ordinaire du prisonnier est sagement réglée (1) ; si elle ne suffit pas, indépendamment des

(1) Pain bis blanc 750 grammes par jour ; dimanche et jeudi, le matin 1/2 litre de bouillon gras, le soir 125 grammes viande de bœuf cuite, désossée et de bonne qualité.

Les autres jours de la semaine, le matin 1/2 litre de bouillon composé de légumes secs et verts, beurre ou graisse ; le soir 1/3 de litre de légumes secs, pommes de terre ou riz fricassé.

20 centimes en moyenne qu'il se procure par son travail, il peut être admis aux vivres d'infirmerie (1) : et si son tempérament exige une nourriture plus abondante, nous avons la faculté d'accorder le pain de supplément.

Transcrivons maintenant les conclusions du mémoire de M. Sauze, en résumant entre parenthèses notre opinion :

1° *Les causes de la folie pénitentiaire sont en général, indépendantes de l'emprisonnement, quel que soit le système suivi.* (D'après les développements que nous avons donnés plus haut, nous considérons cette proposition comme trop absolue.)

2° *L'aliénation mentale est le plus souvent antérieure à l'entrée dans la prison et même au jugement.* (Cette observation est très-juste, elle est confirmée du reste par toutes les recherches faites sur ce sujet.)

3° *Quand elle se développe dans la prison, elle est même alors le résultat de causes quelquefois étrangères à l'emprisonnement.* (Il faut, de toute nécessité

(1) Déjeuner, 1/2 litre de bouillon fait avec 375 grammes de viande crue, 75 grammes de légumes verts, 1/2 gramme de sel.

Le soir, 187 gr. 1/2 de viande cuite et désossée, 750 grammes pain blanc, un double décilitre de vin.

tenir compte des circonstances extérieures, mais il ne faut pas toujours leur accorder une action prépondérante.)

4° Les causes les plus nombreuses de la folie pénitentiaire sont inhérentes au prisonnier et non à la prison.

(Il est certain que le tempérament, l'idiosyncrasie de l'individu jouent un grand rôle dans la production de la folie ; toutefois, en étudiant la question, l'on doit se demander si en dehors de ces dispositions natives, dans des conditions différentes d'emprisonnement, ces symptômes se seraient manifestés.)

5° Les cas de folie qui se déclarent dans la prison ne sont pas dus à l'influence seule de l'incarcération ; ils reconnaissent diverses causes de débilitation générale, et surtout l'insuffisance du régime alimentaire.

(Nous accordons une large part à l'incarcération elle-même, et une part très-minime au régime alimentaire.)

Somme toute, nous ne contestons que ce qu'il y a de trop absolu dans la manière dont notre collègue formule sa pensée ; nous prenons les faits tels que nous les présente l'observation, et dans l'impossibilité de pondérer exactement l'influence des causes prédisposantes et celles des cause occasionnelles, nous donnons à ces dernières plus d'importance que ne leur en accorde l'auteur du Mémoire.

L'exposition de quelques-unes de nos observations particulières complétera, nous l'espérons du moins, notre pensée.

Nous avons établi qu'il y avait eu à Mazas, en 2 ans, de l'aveu même de M. Lélut, 9 cas d'aliénation mentale bien constatés, tandis qu'aux Madelonnettes, la folie était toujours antérieure au moment d'entrée.

Les chiffres recueillis dans cette prison, de 1852 à 1856, donnent :

	Population.	Individus transférés à Bicêtre.
1852.........	2,467	7
1853.........	2,318	7
1854.........	1,930	2
1855.........	1,890	20
1856.........	2,446	19
	11,051	55 soit 1 sur 200

Voici les traits principaux de la plupart d'entre eux.

1° 4 octobre 1853. — Dor... Henry. — Tendance à l'imbécillité. — Prodromes de paralysie.

2° 5 octobre 1853. — Bœ... Auguste, 25 ans. — Paralysie progressive. Imbécillité.

3° 10 octobre 1853. — Bl... Eugène, 36 ans. — Imbécillité complète.

4° 12 mai 1853. — Maj... Henry. — Insubordination continue (venant de Mazas).

5° 13 mai 1853. — Goj..., 26 ans. Homme de peine. — Aliénation mentale caractérisée par une gesticulation continuelle (venant de Mazas).

6° 28 septembre 1854. — Guil... Étienne, serrurier, 30 ans. — Affaiblissement général des actes de la vie organique, se dit poursuivi et gêné par des fluides de nature acide qui lui traversent le corps et lui font éprouver une odeur insupportable.

7° 27 novembre 1854. — Chab... Jean, 43 ans. — Aliénation mentale caractérisée.

8° 5 janvier 1855. — Gué... Jean-Baptiste, 36 ans. — Démence.

9° 14 février 1855. — E... Paul. — Imbécillité.

10° 26 mars 1855. — Haw... Adolphe, 46 ans. — Signes non équivoques d'aliénation mentale.

11° 31 mars 1855. — Cail... Pierre, 47 ans. — Trouble des facultés intellectuelles.

12° 31 mars 1855. — Car... Jean-Baptiste, 33 ans. — Folie, dépression, affaissement.

13° 10 avril 1855. — Th... Jean-François, 24 ans, chimiste. — Exaltation. Idée fixe.

14° 1er mai 1855. — Schal... Jean, 40 ans. — Sentiment continuel de froid. Loquacité.

15° 1er mai 1855. — Pas... Achille, 19 ans. — Crétinisme.

16° 1er mai 1855. — Lub... Dominique, 53 ans, berger. — Incohérence d'idées, passe ses journées à lire tout haut sur un papier blanc.

17° 12 mai 1855. — Ga... Antoine, 68 ans. — Sourd. — imbécile. — Paralytique.

18° 6 juin 1855. — Lec... Eugène, 48 ans. — Avocat. — Aliénation mentale. Récidive.

19° 14 juin 1855. — Fos... Antoine, 51 ans. — Exalta tion. — Séjour antérieur à Bicêtre.

20° 21 juillet 1855. — Lac... Nicolas, 42 ans. — Mouvements désordonnés. Agitation constante.

21° 3 août 1855. — Delp... Alphonse, 44 ans. — Divagation générale (venant de Mazas).

22° 12 septembre 1855. — Feu... Félix, 25 ans. — Désir immodéré de liberté. — Commencement de folie.

23° 10 octobre 1855. — Coul... Bernard, 29 ans. — Hypocondrie.

24° 4 novembre 1855. — Rich... Waus..., 41 ans, marchand de vin. — Congestions cérébrales habituelles. Triste. Morose. Tentative de suicide.

25° 8 novembre 1855. — Jul... Roch, 23 ans. — Déraisonne complétement. (Aliénation antérieure.)

26° 17 novembre 1855. — Dart... Jean-Charles, 32 ans. Exaltation. Voies de fait.

27° 18 novembre 1855. — Papil... Henri, 29 ans. — Imbécillité.

28° 3 janvier 1856. — Val... Camille, 27 ans. — Tentative de suicide. Assassinat sur sa maîtresse. Folie déclarée. Bicêtre.

29° 11 février 1856. — Go... Pierre. — Accès épileptiformes graves. Séjour antérieur à Bicêtre.

30° 19 février 1856. — Hard... François. — Actes de violence.

31° 23 mars 1856. — Gr... Antoine, 39 ans. — Aliénation à forme lypémaniaque.

32° 10 avril 1856. — Maj... Jean-Baptiste, 23 ans. — Agitation continuelle. Menaces.

33° 26 avril 1856. — L... Charles, 58 ans. — Aberration. Loquacité.

34° 11 mai 1856. — Cha... Louis, 16 ans. — Divagation (venant de Mazas).

35° 11 mai 1856. — Mar... Baptiste, 40 ans. — Épileptique. Insubordination.

36° 22 mai 1856. — Coch... Pierre, 25 ans. — Incertitude d'idées.

37° 2 juin 1856. — Soul... Dominique. — Déraisonne. Aliénation antérieure.

38° 8 juin 1856. — Pel... Louis. — Tendance au vol. Inquiétude.

39° 23 juin 1856. — Humb... Ernest, 16 ans. — Tendance au suicide (venant de Mazas).

40° 1er juillet 1856. — Fau... Louis, 34 ans. — Tristesse. Refus de prendre des aliments.

41° 2 août 1856. — Mus... Joseph, 50 ans. — Vagabondage. Agitation. Menaces.

42° 8 août 1856. — Gra... François. — Idiotisme bien caractérisé.

43° 8 août 1855. — Dav... Léon, 33 ans, architecte. — Incertitude de réponses.

44° 22 septembre 1856. — Aub... Christophe, 30 ans. — Manie furieuse (venant de Mazas, traité à Bicêtre).

45° 9 octobre 1856. — Bal... Prosper, 64 ans. ancien militaire. — Blessure à la tête. Absences.

46° 8 novembre 1856. — Sou... Siméon, 53 ans. — Exaltation des idées. Mobilité dans les paroles.

Comme on le voit, dans tous les cas, le dérangement des facultés intellectuelles est antérieure à
l'entrée : Cinq d'entre eux sont notés comme venant
de Mazas. Nous allons donner quelques détails sur
plusieurs cas particuliers.

Le premier s'est développé aux Madelonnettes dans
des circonstances très-curieuses :

En juillet 1856, le nommé Fau... Louis, âgé
de 34 ans, cordonnier, est condamné à un mois de
prison et à quelques centaines de francs d'amende. Il
paraît tellement impressionné de ce résultat qu'il devient triste et morose; bientôt il refuse de prendre
des aliments, et, quoi que nous puissions faire, il persiste dans son idée. — L'affaissement le plus complet ne tarde pas à se manifester ; nous demandons
son transfèrement à l'Hôtel-Dieu. — Il passe plusieurs semaines dans le service de M. Rostan, et
grâce surtout aux soins assidus et aux conseils bien-
veillants des bonnes Sœurs de charité, il rentre dans
un état normal. A la fin de septembre, M. le Préfet
de police le fait réintégrer aux Madelonnettes, mais
dès son arrivée dans les salles de l'infirmerie, il dé-
clare ne pas vouloir rester, et il prend de nouveau
la résolution de n'accepter aucun aliment et de se
laisser mourir. Au bout de quelques jours, voyant la

vie s'éteindre peu à peu, et n'ayant pas à notre disposition les moyens nécessaires pour combattre cette singulière aberration de l'esprit, nous le faisons évacuer sur une maison de santé.

Le nommé B... Matthieu, cocher, d'une constitution athlétique, prévenu de vol qualifié, est écroué à Mazas; après plusieurs semaines de séjour, son imagination s'exalte, la pensée du suicide le poursuit, et un matin les surveillants le trouvent suspendu, moyennant son drap de lit, aux barreaux de la fenêtre : après de longs efforts et des soins intelligents, il est rappelé à la vie et transféré aux Madelonnettes. Dès cet instant, la gaieté et l'insouciance reviennent, nous le laissons en liberté dans la cour, et la guérison est complète lorsqu'il quitte, le 25 novembre, la prison pour descendre à la Conciergerie.

Nat... Justin, âgé de 40 ans, entre à l'infirmerie le 15 novembre. Arrêté pour fabrication de fausse monnaie, il avait tenté de se suicider au poste, et il portait à la partie latérale droite du cervical une large solution de continuité. Tout en pansant sa blessure, nous cherchons à faire revenir le calme dans son esprit. Le 18 janvier, il comparaît devant le juge d'instruction qui le dirige sur Mazas ; à peine est-il entré dans la cellule qu'il met fin à ses jours avec un petit couteau soustrait à la vigilance de ses gardiens.

Ces deux faits sont très-significatifs, mais en voici un troisième plus instructif encore :

En 1850, le nommé Al... Jules, âgé de 29 ans, ouvrier en pianos, né de parents honorables, possédant de l'instruction, éprouve, après deux semaines de séjour à Mazas, un certain trouble des facultés intellectuelles. Médecin adjoint de la prison à cette époque, nous nous empressons de prévenir notre savant maître, le docteur Jacquemin ; un examen attentif ne nous permet pas de nous prononcer sur l'existence d'une folie caractérisée. Al... avait voulu se suicider, et à cet effet il s'était lancé la tête en avant contre l'angle de la cellule, mais dans une lettre qu'il écrivait la veille à sa maîtresse nous avions trouvé la phrase suivante : « *Demain, quand tu recevras la présente, je ne serai plus.* » Nous ne pouvions concilier aisément l'état de folie avec cette idée bien arrêtée de suicide. Toutefois, de jour en jour, les idées de notre détenu se confondent, il maigrit, parle souvent les yeux fermés, se promène à grands pas dans la cellule double où il est renfermé, résiste à toutes les épreuves tentées à toute heure sur sa personne, pour constater la simulation ; la perversion la plus effroyable du goût se manifeste ; nous demandons son transfèrement.

Le 17 juillet 1852, Al... est de nouveau écroué à Mazas, mais la tristesse, l'insomnie, ne tardent pas à paraître. — Ses idées n'ont plus de suite, il ne se préoccupe plus des questions qu'on lui adresse, ses yeux sont injectés, ses pupilles contractées. — Le 9 septembre, il est renvoyé à Bicêtre sur la demande de notre ami et collègue, le docteur Bisson.

Le 30 novembre 1854, nous avons reçu à l'infirmerie ce malheureux ouvrier convalescent d'une fièvre typhoïde traitée à l'Hôtel-Dieu. Al... était prévenu du vol, dans un café, d'une cravate de soie et d'un livre illustré. Il n'avait pas encore été conduit devant ses juges, et pendant ces quatre années il avait été successivement transporté de Mazas à Bicêtre, de Bicêtre à l'Hôtel-Dieu, de l'Hôtel-Dieu aux Madelonnettes !

Quoique très-succinctes, ces observations peuvent se passer de commentaires ; elles sont de nature à bien fixer les opinions sur la question qui nous occupe ; elles nous donnent le droit de la résoudre affirmativement, elles nous permettent enfin de nous résumer dans ces deux lignes :

Il faut, de toute nécessité, admettre une fréquence plus grande d'aliénations mentales dans les prisons soumises au régime cellulaire.

APPENDICE.

RAPPORT

SUR UN MÉMOIRE DE M. LE DOCTEUR DE PIÉTRA SANTA,
MÉDECIN PAR QUARTIER DE SA MAJESTÉ L'EMPEREUR,
ET DE LA PRISON DES MADELONNETTES, AYANT POUR TITRE :

INFLUENCE DE L'EMPRISONNEMENT CELLULAIRE

DE MAZAS

SUR LA SANTÉ DES DÉTENUS.

Lu à l'Académie de Médecine, en séance, le 17 avril 1855.

MESSIEURS,

Il est des questions limitées dont la solution, sans être dénuée d'importance, ne réclame cependant que des recherches peu nombreuses, et l'emploi modéré des forces de l'intelligence.

Il en est d'autres tellement étendues et d'une application tellement générale, qu'elles embrassent, soulèvent, changent ou modifient les intérêts les plus multipliés, et, sous le rapport humanitaire, les plus graves de l'état social. Telle est, jusqu'à un certain point, et dans sa portée la plus générale, celle que vient vous proposer ici M. de Pietra Santa, et sur laquelle vous nous avez chargés, M. Londe et moi, de vous faire un rapport.

Ce n'est pas la première fois, Messieurs, que vous êtes appelés à vous prononcer sur des questions de cette nature, qui, sur plusieurs points, entrent dans vos attributions.

Il s'agit de l'influence hygiénique de l'état de détention sous plusieurs formes : d'abord sous la forme de détention cellulaire, et ensuite sous celle de la détention en commun.

La détention cellulaire est représentée par la prison de *Mazas*, la détention en commun, par la prison des *Madelonnettes*.

Le mémoire parle aussi de la *Vieille-Force;* mais le rappel de ce qui se passait dans cette ancienne prison ne pourrait rien nous apprendre d'utile, et ne ferait qu'apporter quelque trouble sur ce que nous avons à vous dire ; seulement, nous vous prions de vous rappeler que, suivant M. de Pietra Santa, le nombre relatif des maladies et des décès était plus considérable à la Vieille-Force qu'il n'est à Mazas ;

mais que, par compensation, le nombre des aliénations mentales et des suicides est beaucoup plus
grand dans cette dernière prison.

Vous comprenez, Messieurs, que cette dernière
proposition si défavorable à l'emprisonnement cellulaire a dû trouver de graves oppositions, et soulever
les discussions les plus animées. M. le docteur Lélut,
partisan déclaré, soutien enthousiaste, dit-on, du
système cellulaire, mais chez lequel nous nous plai-
sons à reconnaître un esprit très-distingué, un in-
contestable talent, et dont nous ne connaissons le
travail que par celui de M. de Pietra Santa, M. Lélut,
disons-nous, s'est empressé de combattre les propositions avancées par ce médecin, qui, loin de refu-
ser le combat, s'est pris déterminément corps à corps
avec son adversaire ; d'où il est résulté plus de
quinze pages de chiffres placés, alignés et combinés
de toutes les manières, mais avec beaucoup de soin
et d'exactitude.

Quelque bien fait, quelque sérieux, quelque consciencieux même, de part et d'autre, que soit le travail dont il s'agit, nous espérons, Messieurs, que vous
nous saurez quelque gré de vous en épargner l'a-
nalyse : d'autant mieux que, depuis longtemps, nous
avons fait connaître à l'Académie notre opinion sur

l'application des chiffres aux actes de l'organisme et
de l'entendement humain : nous dirons seulement
qu'après s'être entouré de chiffres, de formules et de
tableaux, que, malgré leur excellente composition,
l'attention des auditeurs aurait peut-être peine à suivre, M. de Pietra Santa a fait très-habilement préva-
loir la conclusion suivante, qui, jusque-là, n'était
qu'une simple proposition.

Cette conclusion la voici : *Les suicides à Mazas
ont été 12 fois plus nombreux qu'ils ne l'avaient été
à la Vieille-Force et même aux Madelonnettes.*

Tel est, Messieurs, l'aperçu très-succinct que votre
commission a cru devoir mettre sous vos yeux.
L'exposé qu'elle va faire de ses opinions suppléera
à ce qu'il peut avoir d'incomplet et de défectueux.
Commençons par le système numérique qui sert de
base au travail dont il s'agit, et que des autorités
respectables soutiennent encore aujourd'hui dans
ses applications à diverses branches de l'histoire
naturelle.

Nous sommes loin de contester la valeur des
chiffres et des calculs, dans une foule d'applications
utiles, de procédés et de problèmes, que seuls ils
peuvent résoudre. Ainsi, sur ce point, nulle contes-
tation ; mais ce que nous n'admettons pas, ce que

nous avons toujours rejeté, et ce que nous rejetons
encore de toutes nos forces, c'est la justesse des résultats que le calcul peut atteindre lorsqu'on veut l'appliquer rigoureusement aux actes de la vie, avant que
l'esprit en ait prévu et réglé l'application ainsi que la
portée.

Le chiffre qui concourt à former nos calculs est
une création de l'esprit, faite pour représenter les
quantités, les nombres, comme les signes et les mots
représentent la pensée. Mais, par cela même qu'il est
une création de l'esprit, il n'est quelque chose que
pour l'esprit. Sa valeur est absolue ; or, l'absolu
n'existe pas dans la nature dont les actes, toujours
mobiles, se confondent incessamment.

Encore une fois, car on ne peut pas trop le redire,
aussitôt qu'il ne s'agit plus de constater simplement
et sans autre prétention, des quantités, des nombres,
mais que l'on veut assembler, comparer, assimiler,
confondre des choses ou des actes qui se rattachent
aux mouvements si nombreux, si variables de la vie,
des organisations et de certaines institutions humaines
qui en dérivent, l'argument chiffré, par lui-même
inflexible et mort, n'est plus, considéré dans ce qu'il a
d'absolu, qu'une source d'erreurs d'autant plus sédui-
santes, d'autant plus difficiles à éviter, qu'ayant toute

l'apparence de la justesse et de la certitude, elles font trop souvent oublier que les choses d'intelligence ne sont justiciables que de l'esprit, qui, souple et pénétrant, peut seul saisir, comparer et juger ce que le chiffre ne peut atteindre, et ce qui souvent est la base de la vérité.

Le chiffre est matérialiste et antiphilosophique.

Tout en reconnaissant l'incertitude des systèmes numériques, M. de Pietra Santa, qui avait à combattre des opinions, à détruire des assertions fondées sur des calculs, sur des statistiques qu'il ne trouvait pas acceptables, M. de Pietra Santa, disons-nous, oppose chiffre à chiffre ; et, à notre avis, il ne devait pas faire autrement.

Nous suivrons une autre voie.

Voyons maintenant en quoi ces propositions sont applicables au sujet du rapport que nous avons l'honneur de vous faire.

Il s'agit, avons-nous dit, de deux prisons, l'une cellulaire, la prison de Mazas, l'autre de détention en commun, la prison des Madelonnettes.

Le personnel, en réclusion à Mazas, se compose d'hommes faits et robustes, prévenus de délits et de crimes contre les personnes, ainsi que de délits politiques. C'est dire que la population de cette prison se forme d'individus les moins disposés aux maladies *diverses* qui sont les plus multipliées.

La population des Madelonnettes, au contraire, se compose de condamnés, de mendiants ramassés au pied des bornes ; de vagabonds, déjà depuis longtemps accablés par la misère, piliers d'hôpitaux, où souvent on refuse de les admettre. Vous jugez déjà, Messieurs, si ces deux populations peuvent être comparées.

Il devient inutile de vous dire que, dans la première, les maladies chroniques, les engorgements glandulaires et scrofuleux prédominent ; et que, dans la seconde, les maladies de toute espèce sont aussi nombreuses que variées. Ceci rentre dans la nature des choses, et n'arrête pas un instant le praticien.

Voici maintenant un fait capital : en traitant la question de la folie, M. Lélut commence, dit M. de Pietra Santa, par établir 1° que dans la société honnête, il y a deux aliénés sur mille individus ; 2° que dans toute vie prisonnière, par des raisons tirées de la nature même de cette vie, et qu'il est bien facile de deviner, le chiffre des aliénés est beaucoup plus considérable ; qu'il s'élève de 3 à 4, 5, 6 et même 15, pour les prisons de l'ancien régime (Loos, Ensishem, Haguenau).

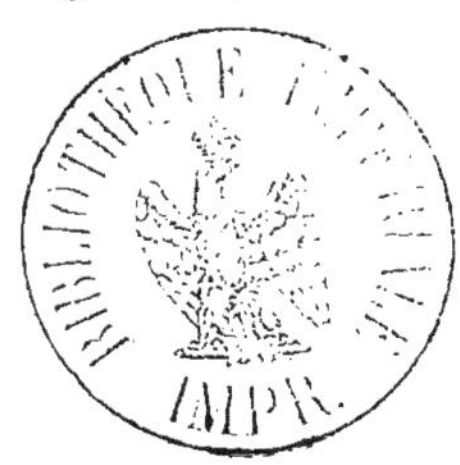

7

Il n'est que de 2, 3, 5 au plus pour celles du nouveau.

Ces chiffres prouvent donc, dit-il, de la manière la plus positive, que l'emprisonnement individuel est beaucoup moins meurtrier pour le corps et pour l'âme, que l'emprisonnement collectif. Cela doit être, ajoute le savant académicien, car toutes les conditions de l'incarcération individuelle sont égales ou supérieures à celles du vieil emprisonnement. Égales : l'alimentation, le vêtement, le travail, l'exercice en plein air ; supérieures : l'habitation d'une cellule spacieuse et bien aérée ; la liberté de prendre du mouvement dan l'intervalle des travaux ; l'absence des excitations au vice, à la maladie.

Nous trouverons peut-être ailleurs l'occasion de voir si, en effet, ces chiffres prouvent quelque chose. Du reste, on pourrait obtenir tout cela, et mieux encore, si l'on faisait construire exprès des prisons collectives, comme on l'a fait pour la détention cellulaire.

Depuis près de cinquante ans, votre rapporteur est médecin de la prison de Saint-Lazare et de celle des Madelonnettes, alors que cette maison était pour les femmes ce qu'elle est aujourd'hui pour les hommes ; il a vu terminer l'organisation des prisons de Paris, par MM. Frochot et Dubois, l'un préfet du département de la Seine, l'autre préfet de police. Il a vu tous les changements qui se sont opérés à cette époque. Il faisait le service de Saint-Lazare lorsque cette maison, alors destinée aux longues condamnations et aux travaux forcés jusqu'à perpétuité, renfermait les êtres les plus malheureux, les plus dénués d'espérance. Cependant, bien que les maladies diverses y fussent moins nombreuses qu'aux Madelonnettes, et que les affections chroniques, et surtout la phthisie pulmonaire ou tuberculeuse prédominassent, la folie et le suicide y étaient rares ; l'ordre y était maintenu fortement ; les punitions étaient graves ; le régime, même celui de l'infirmerie, était sévère ; mais le travail utile et rémunéré, les récréations, l'exercice, les ressources de la cantine ne manquaient pas.

Depuis ce temps, des améliorations se sont incessamment opérées, et cette administration de la police, que dans le monde on connaît et l'on juge si mal, ne néglige rien de ce qui peut contribuer au bien-être des détenus : toutefois, dans les limites d'une sage direction. Rien d'important ne manque aux valides, et la plupart, nés dans les classes inférieures de la société, sont en quelque sorte, à la liberté près, mieux en prison que chez eux. Du reste, la chose est prouvée par le fait, puisqu'un grand nombre, reçus par hospi-

talité, viennent passer à Saint-Lazare la saison rigoureuse. Rien d'utile n'est refusé aux médecins ; les
bains, les bandages, les médicaments les plus rares et
les plus chers sont accordés, sans que jamais on leur
reproche l'emploi de moyens que des administrations
moins libérales ne jugeraient peut-être pas indispensables.

Où peut-on donc, dans tout cela, trouver des motifs
au suicide ?

Dira-t-on que la disposition au suicide et à la folie
est moins fréquente et moins grande chez les femmes
que chez les hommes ? nous voulons bien l'admettre,
car en effet, les détenues des Madelonnettes ne se sui-
cidaient pas plus que ne le font celles de Saint-Lazare, où l'on ne compte pas un seul suicide en plusieurs
années.

Quant à la folie, je ne me rappelle pas, et aucun
employé du service médical de la prison de Saint-Lazare ne se rappelle, qu'aucune aliénation mentale ait
pris naissance et se soit développée dans l'établissement par le seul fait de la détention et de ses formes.
Cependant beaucoup d'aliénées ont passé sous nos
yeux, nous en avons la note exacte ; mais toutes l'é-
taient déjà avant leur incarcération ; la plupart même
n'étaient en prison que par suite de fautes ou de délits

que les troubles de leur intelligence leur avaient fait commettre ; les autres avaient déjà, pour des degrés divers d'aliénation, été traitées dans des établissements spéciaux. Quelques-unes même, peu gravement atteintes, ont guéri sans autres soins que le repos et le calme de l'esprit, qu'elles trouvaient dans un établissement qui les mettait à l'abri de la misère et des privations de toute espèce. Ce que nous disons de Saint-Lazare, nous pourrions le dire en général des autres modes de détention en commun, sous une direction convenable.

Mais, dira-t-on encore, il ne s'agit, pour nous, que de prisons d'hommes. Il y a aussi des prisons cellulaires pour les femmes, et d'ailleurs, il n'y a pas entre les deux sexes d'assez grandes différences pour que l'on ne puisse établir quelque comparaison.

Il est donc certain, pour nous, que le mode d'emprisonnement collectif ne donne pas lieu à l'aliénation mentale, plus que la vie sociale ordinaire.

En est-il de même de la détention cellulaire, dont nous venons de voir M. Lélut vanter les avantages ? Non !.... et sur ce point nous en appelons à M. Lélut lui-même, puisqu'il avoue que dans la prison cellulaire il se manifeste jusqu'à cinq aliénations, sur mille individus : aveu bien remarquable, et qui pourrait nous dispenser d'aller plus loin.

M. Lélut prétend donc, dit toujours M. de Pietra Santa, que l'emprisonnement individuel est moins meurtrier, pour le corps et pour l'*âme*, que l'emprisonnement collectif.

Nous ne savons pas trop ce que c'est que cette âme que l'emprisonnement collectif tue, ni si l'on peut tuer une âme quelconque ; mais nous savons ce que sont, et ce que produisent les privations morales auxquelles on soumet les individus condamnés à la détention individuelle.

En définitive, nous faudra-t-il admettre ce que l'on prétend : c'est-à-dire que toutes les conditions de l'incarcération individuelle sont égales ou supérieures à celle du vieil emprisonnement ?

On ne veut sans doute parler que des conditions matérielles ; ce que nous accordons volontiers, en conservant notre opinion sur toutes les autres.

Et en effet, ne peut-on pas dire aux partisans de l'emprisonnement cellulaire : Vous fournissez, comme dans les autres prisons du reste, tout ce qui est absolument nécessaire à la vie organique ou animale ; mais vous refusez ce qui importe le plus à la vie morale. Vous accordez à vos prisonniers quelques livres qui ne sont pas toujours à la portée de l'intelligence de ceux qui savent lire, et qui, pour beaucoup d'autres, sont loin de soutenir le moral ou de ranimer l'espérance ; trois quarts d'heure de promenade, et de rares conversations avec les directeurs, les aumôniers, les médecins, hommes très-estimables sans doute, mais pour la fréquentation desquels la plupart des détenus, de caractère et de mœurs bien différents, n'éprouvent aucune sympathie. Vous n'ôtez pas la liberté de la pensée. Non ! vous ne le pouvez pas, par quelque procédé que vous vouliez vous y prendre, car l'entendement est ce que l'homme a de plus insaisissable et de plus libre ; mais, par la détention solitaire, vous tendez à priver l'intelligence de tout ce qui peut l'exercer dans ses conditions hygiéniques normales ; de tout ce qui peut fixer et ranimer les affections, c'est-à-dire les agents moraux qui attachent à la vie : car l'homme ne vit que pour ce qu'il aime, ce qu'il désire, ce qu'il espère. Vos prisonniers sont, dites-vous, bien logés ; ils ne manquent, ce qui du reste n'est pas une grande libéralité, ni d'air, ni d'espace. Eh bien ! ils respirent sans distraction, sans consolation, pour déplorer le présent et craindre l'avenir. S'ils conservaient l'espérance, ils ne se tueraient pas.

Est-ce là suivre les lois de l'hygiène ! et ne doit-il pas d'infractions si graves naître des maladies chroniques : l'aliénation mentale, les dispositions au suicide, les affections tuberculeuses, etc. ? C'est en effet ce qui arrive ; l'expérience et le bon sens tendaient à le faire présumer ; les faits le confirment, autant que cela peut se faire par la comparaison d'établissements, dont l'organisation, la population, la durée d'emprisonnement ne se ressemblent pas.

On parle d'absence de l'excitation au vice, à la maladie : cela est incontestables mais des penchants vicieux ne peuvent-ils pas se satisfaire sous tous les modes de détention ? et, pour nous renfermer dans la question purement hygiénique, le vice solitaire, d'une pratique si facile, vers lequel tout porte un individu renfermé, sans distraction et sans témoins est-il moins nuisible à la santé que d'autres vices, aussi dégoûtants et plus scandaleux sans doute, mais moins difficiles à connaître et à réprimer ?

Messieurs, d'après ces considérations, votre commission pense : que l'emprisonnement cellulaire dont la première idée n'est pas française, dont l'application généralisée n'est pas dans nos mœurs, disons plus, est antipathique à notre caractère national, est contraire chez nous aux principes de l'hygiène ,

Que si, dans des circonstances et dans des cas *exceptionnels*, ce mode d'emprisonnement peut être adopté, ce n'est qu'avec des formes, pour des individus et dans des conditions dont votre commission n'a pas à se préoccuper. Toutefois, elle doit dire que la détention particulière lui paraît convenable dans le cas de prévention ;

Qu'en thèse générale, l'emprisonnement cellulaire de Mazas, ou de toute autre prison du même genre, exerce sur la santé des détenus une influence d'autant plus fâcheuse que la détention doit être plus prolongée ;

Que, par l'importance, le choix du sujet et la manière dont il est traité, M. de Pietra Santa fait preuve d'un esprit solide et d'un talent distingué, qui mérite les encouragements de l'Académie.

En conséquence, votre commission a l'honneur de vous proposer l'envoi du travail de M. de Pietra Santa à votre comité de publication et des remerciements à l'auteur.

LONDE, COLLINEAU.

OPINIONS DE LA PRESSE
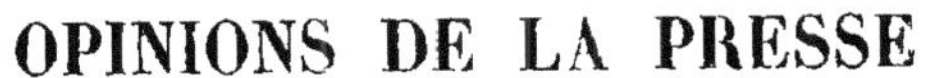

CIRCULAIRE MINISTÉRIELLE

(17 août 1853)

« Monsieur le Préfet, d'après les rapports annuels de l'Inspection générale et les derniers renseignements qui m'ont été transmis en réponse à ma circulaire du 4 mai dernier, la plupart des prisons départementales sont loin d'offrir les dispositions locales nécessaires pour l'exécution des prescriptions légales et réglementaires concernant la séparation des diverses catégories de détenus. Sur 396 maisons d'arrêt, de justice et de correction, il en est seulement 60, outre les prisons cellulaires, qui réalisent, à cet égard, le vœu de la loi ; dans 166, la séparation par quartiers est imcomplète, et dans 74, elle n'existe pas.

« Cependant vous n'ignorez pas, monsieur le préfet, que la morale et la discipline commandent d'éviter la promiscuité des détenus, et que l'état de choses actuel constitue une dérogation permanente aux articles 603 et 604 du Code d'Instruction criminelle, relatifs aux prévenus, accusés et condamnés, à l'article 2 de la loi du 5 août 1850, sur les jeunes détenus, et aux articles 39 et 115 du Règlement général du 30 octobre 1841.

« Les retards apportés par les administrations locales dans l'exécution des mesures nécessaires pour approprier les prisons à ces diverses prescriptions doivent être imputés aux circulaires du 2 octobre 1836, du 9 août 1841 et de 20 août 1849, qui repoussaient tout projet de réparation ou de reconstruction non conforme aux règles du système cellulaire. Les conditions dispendieuses qu'entraîne l'application de ce système, l'impossibilité absolue pour le plus grand nombre des départements d'y pourvoir avec leurs seules ressources ont fait ajourner des améliorations indispensables.

« Aujourd'hui, le gouvernement renonce à l'application de ce régime d'emprisonnement pour s'en tenir à celui de la séparation par quartiers. Mais en donnant ainsi aux départements toute facilité de pourvoir, par des sacrifices limités, au besoin de ce service, l'administration est fondée à exiger que, partout, il soit immédiatement procédé aux travaux nécessaires pour faire cesser une situation qui viole les lois et compromet les intérêts les plus graves. Il serait désirable que, dès cette année, des fonds pussent être votés pour mettre à exécution des plans de restauration, qui seront désormais admis sous la simple condition de réaliser la séparation des diverses classes de détenus. Il y aura lieu d'examiner si, dans un intérêt moral et disciplinaire, ces plans ne devront pas comprendre un certain nombre de chambres destinées à isoler quelques détenus à l'égard desquels des circonstances particulières peuvent nécessiter des mesures exceptionnelles. »

L'INDÉPENDANCE BELGE.

4 et 5 avril 1858.

Correspondance de Paris.

L'un des membres les plus distingués du service de santé de l'Empereur, le docteur Prosper de Pietra Santa, vient de publier à la librairie Victor Masson, sous le haut patronage de S. A. I. le prince Napoléon, la deuxième édition d'une bochure très-intéressante et très-instructive ayant pour titre : *Mazas !* Ces études sur l'emprisonnement cellulaire et la folie pénitentiaire, suivies pendant plusieurs années avec une persévérance digne d'éloges, tendent à prouver que : « La première application du système cellulaire, faite en France dans les conditions les plus favorables d'installation, d'organisation et de surveillance administrative, a fourni des résultats déplorables au point de vue du nombre des aliénations mentales et de celui des suicides. »

La revue scientifique que M. Londe publie dans les colonnes de l'*Indépendance belge* a constaté l'accueil bienveillant fait par l'Académie de médecine au Mémoire de M. de

Pietra Santa, et, de son côté, l'Institut de France a encouragé, sur la dotation Monthyon, ces intelligents travaux. Il est à désirer que les hommes spéciaux discutent avec calme ces graves questions, et que le gouvernement persiste à demander des modifications à un système qui, suivi dans son application première, aboutit aux plus fatales conséquences.

LE COURRIER DE PARIS.

5 avril 1858.

« La première application du système cellulaire faite en
France dans les conditions les plus favorables d'installation,
d'organisation, de surveillance administrative, a fourni des
résultats déplorables au point de vue du nombre des aliénations mentales, du nombre des suicides. »

Ainsi s'exprime M. de Pietra Santa, en tête de la deuxième
édition d'une étude sur l'emprisonnement cellulaire; et
l'auteur, auquel sa position de médecin en chef de la prison des Madelonnettes, après avoir occupé celle de médecin adjoint à la maison d'arrêt Mazas, donne une autorité
considérable, n'hésite pas à déclarer ce système mauvais
et à réclamer ou son abandon ou sa profonde modification.

S'il est une question sur laquelle on ait écrit des volumes,
et qui ait fait retentir les échos de la tribune parlemen-
taire, c'est à coup sûr celle de la réforme pénitentiaire. Il
s'agissait alors d'un essai à tenter et d'un problème à résoudre : la lutte se passait entre les partisans de l'ancien
système, l'emprisonnement en commun, et les promoteurs
d'une importation américaine, l'isolement des détenus. On

sait tous les arguments employés à l'appui de l'une ou de l'autre théorie, arguments empruntés aux notions les plus élevées de la législation, de la morale et du droit.

Actuellement, la question a changé de face et se pose d'une façon toute différente : l'essai a été tenté ; le problème est-il résolu ?

M. de Persigny, alors ministre de l'intérieur, adressait en 1854 aux préfets une circulaire où nous relevons le passage suivant :

« Les conditions dispendieuses qu'entraîne l'application du système cellulaire, l'impossibilité absolue pour le plus grand nombre des départements d'y pourvoir avec leurs seules ressources, ont fait ajourner des améliorations indispensables.

« Aujourd'hui, le gouvernement renonce à l'application de ce régime d'emprisonnement, pour s'en tenir à celui de la séparation par quartier. »

Par la force de la logique, on se trouve amené à compléter la pensée qui perce sous la réserve du langage administratif : la pratique a fait justice des rêves de la théorie ; il ne suffit plus de dire que le gouvernement renonce à l'application de ce régime, il y a lieu d'y renoncer en fait, et l'abandon doit être complet.

Telle est la conclusion qui ressort des observations et des études de M. de Pietra Santa. Il y a loin, en effet, de la réalité aux illusions des auteurs du projet. « Loin de nous, disaient-ils en 1843, par l'organe de M. T. Duchâtel, la pensée de soumettre les détenus à une séparation complète, à une solitude absolue ; nous voulons séparer les condamnés de la société de leurs pareils, les tenir éloignés des mauvais exemples et des mauvaises relations ; mais nous voulons en même temps multiplier autour d'eux les relations morales et honnêtes. »

Assurément, c'est là un programme attrayant et dont la réalisation présumée a dû conquérir beaucoup de suffrages au système alors proposé ; mais quand on quitte les hauteurs de l'abstraction pour en examiner l'application, l'on se demande si la séparation n'est pas complète et la solitude absolue ; si les relations morales et honnêtes se trouvent suffisantes, non-seulement pour amener l'amélioration du détenu, mais pour contre-balancer son isolement lorsque, d'après les calculs de M. de Pietra Santa, chaque individu détenu à Mazas peut avoir, seulement, un maximum de conversation de 47 minutes par mois, ajoutant l'une à l'autre les visites de l'aumônier, du médecin et du directeur de la prison.

Mais ce ne serait là qu'un des inconvénients du système, insuffisant peut-être pour motiver sa condamnation, si l'isolement n'avait produit et ne produisait, pour ainsi dire, périodiquement des effets terribles sur le moral de ceux qui s'y trouvent, même momentanément, soumis. Nous voulons parler de la folie et du suicide.

« Le moment où le détenu voit se refermer sur lui la porte de la cellule, dit M. de Pietra Santa, produit une impression profonde sur l'homme qui a reçu de l'éducation, comme sur celui qui a toujours vécu dans l'ignorance, sur le criminel comme sur l'innocent, sur le prévenu comme sur le condamné : cette solitude, l'aspect de ces murs, ce silence absolu l'effraient et le confondent. S'il a de l'énergie, s'il possède une âme forte et bien trempée, il résiste, et peu de temps après il demande des livres, de l'occupation, du travail. Si c'est un être faible et pusillanime, il se laisse abattre ; insensiblement il devient taciturne, triste, morose ; bientôt il refuse ses aliments, et, s'il ne peut occuper ses mains, il reste de longues heures immobile sur son escabeau, les bras appuyés sur la table, les yeux fixés sur elle. Quelques jours encore, et la promenade ne sera plus un besoin pour lui, et les visites des aumôniers ne le soulageront guère, et les paroles des médecins ne le tireront pas de ses rêveries.

« ..... De pareils troubles de l'intelligence sont inhérents au système ; ils prennent naissance chez des individus qui jouissaient antérieurement d'une parfaite santé, qui n'avaient présenté aucune prédisposition héréditaire ou acquise, et, de plus, ils sont facilement modifiés par un traitement convenable ; ils disparaissent avec la cause première. »

A cette fréquence plus grande des aliénations mentales, inhérente, comme on le voit, au régime cellulaire, il convient d'ajouter les suicides.

Lorsqu'un homme, innocent ou coupable, est brusquement enlevé à ses affaires, à ses affections, à sa famille, et se trouve seul, abandonné à lui-même, le besoin d'expansion se trouve violemment comprimé par l'isolement ; il marche rapidement de l'exaltation au désespoir et du désespoir au suicide. Sur vingt-six cas de mort volontaire constatés en quatre années à Mazas, — et pendant ce temps il y a eu quarante-trois tentatives, — vingt et un suicides ont été accomplis par des prévenus et cinq seulement par des condamnés, dont quatre à de légères peines correctionnelles ; quatorze se sont donné la mort pendant la première semaine de leur entrée en cellule.

On doit donc attribuer à l'isolement leur détermination

désespérée; et qui peut affirmer que dans les **21** prévenus, il ne se trouvait pas un innocent?

Ce serait erreur de croire que tous les anciens partisans de l'emprisonnement cellulaire sont aujourd'hui convaincus de ses dangers; ils le considèrent toujours comme une amélioration et contestent les résultats d'une expérience de plusieurs années, qui nous paraît pourtant concluante. M. de Pietra Santa relève leurs objections, les discute avec une modération qui prouve beaucoup en faveur de l'opinion qu'il défend. Il le fait, d'ailleurs, pièces en main; c'est avec des faits authentiques et des chiffres officiels qu'il entre dans l'arène et qu'il détruit l'échafaudage théorique que lui opposent les défenseurs de ce système qu'il condamne, et auquel il vient de porter le dernier coup.

Son opinion n'est pas, du reste, isolée: dans un rapport adressé, il y a trois ans, à l'Académie de médecine, MM. Collineau et Londe exprimaient cette pensée, « que l'emprisonnement cellulaire, dont la première idée n'est pas française, dont l'application généralisée n'est pas dans nos mœurs, bien plus, est antipathique à notre caractère national, est contraire chez nous aux principes de l'hygiène... qu'en thèse générale, l'emprisonnement cellulaire de Mazas, ou de toute autre prison du même genre, exerce sur la santé des détenus une influence d'autant plus fâcheuse que la détention doit être plus prolongée. »

Quand la science se prononce avec tant d'énergie, quand le gouvernement a déclaré renoncer à l'application d'un système dont les conséquences sont telles, ce système est jugé: il est condamné, il ne lui reste plus qu'à disparaître.

E. Prevost.

LE CONSTITUTIONNEL.

13 juin 1858.

S'il est une question qui soit en droit de conquérir l'attention publique, c'est apparemment celle de l'amélioration du régime pénitentiaire. La réorganisation de cet important service est l'une des plus sérieuses difficultés que puisse aborder une administration déterminée à ne pas reculer devant la solution des plus sérieux problèmes. A ce titre, on nous permettra de recueillir les faits qui constatent le mouvement de la science et de l'opinion.

Une brochure de M. le docteur de Pietra Santa, intitulée : *Mazas*, nous offre une occasion favorable. Il s'agit, comme le titre l'indique suffisamment, d'études sur le régime cellulaire, à propos de la prison dans laquelle le système de l'encellulement a été pratiqué dans les conditions les plus avantageuses, c'est-à-dire dans un local construit pour cette destination, sous la surveillance immédiate et sous la tutelle bienveillante de l'administration pénitentiaire, avec un personnel nombreux et choisi, ayant à sa tête un directeur plein d'expérience, de zèle et de dévouement. Ajoutons que M. de Pietra Santa se recommande à l'attention par une qualité spéciale : il est l'un des médecins attachés à l'établissement de Mazas. Par conséquent, c'est par un examen de tous les jours, par une observation patiente et personnelle, qu'il a formé sa conviction. Dès lors, s'il élève la voix, on peut l'écouter comme un témoin impartial et convaincu, qui ne se prononce qu'en pleine connaissance de cause.

M. de Pietra Santa, dans sa brochure, qui a le mérite d'une entière franchise, attaque résolûment le système cellulaire. Condamne-t-il par cela même l'organisation de Mazas? En aucune façon. M. de Pietra Santa rend une complète justice aux efforts consciencieux qui ont été faits dans cette maison modèle pour masquer les imperfections du système cellulaire. On peut même remarquer que Mazas est employé à la détention préventive, et que, s'il est une classe d'incarcérés pour lesquels le régime de la séparation doive paraître acceptable, c'est pour celle des citoyens placés momentanément sous la main de la justice, avant qu'une décision définitive puisse intervenir. Mais il faut avouer que si M. de Pietra Santa établit que le système cellulaire est radicalement défectueux, là où il est le plus rationnel et le mieux pratiqué, ses conclusions n'en seront que plus décisives quand elles s'appliqueront au régime lui-même.

Pour appuyer son opinion, en ce qui concerne l'encellulement, le docteur de Pietra Santa a accumulé les documents statistiques. Nous avons lu avec intérêt cette portion de son travail que tous les hommes compétents voudront étudier et contrôler. Nous reconnaissons qu'un opuscule de cette nature, dû à un savant, devait se présenter au public avec toute la pompe des démonstrations scientifiques. Toutefois nous écarterons, quant à nous, ce genre de preuves. Pour être tout à fait concluants, les chiffres doivent être soumis à un dépouillement si minutieux, à une critique si sévère, qu'il est difficile de les prendre pour base d'une appréciation rigoureusement exacte. Nous n'ignorons pas, d'ailleurs, que dans le camp des philanthropes engoués du système cellulaire, on compte une armée de statisticiens tous ardents à pulvériser les arguments de leurs adversaires, et experts dans l'art de grouper les chiffres. Eh bien ! vous contestez les chiffres de M. de Pietra Santa. D'accord ; laissons là la statistique et abordons les faits.

Le premier fait qui me frappe quand j'étudie les destinées du régime cellulaire, c'est l'abandon qui en est fait par les peuples d'abord épris au plus haut degré de ses avantages. Le régime cellulaire a excité d'abord le plus vif enthousiasme en Angleterre et en Amérique. Nous ne nions pas d'ailleurs qu'il ne présente d'abord un côté séduisant qui a dû influer sur les imaginations et sur les cœurs. C'était, en apparence, un si puissant élément de régénération pour un criminel, qu'un régime qui l'enlevait à la contagion du mal et qui le ramenait au bien par le silence, la méditation, le repentir et le travail ! Que de belles pages ont été écrites sur ce thème facile ! Que de nobles âmes se sont enflammées pour cette consolante perspective ! Cependant, nous voyons qu'après des expériences nombreuses, le régime cellulaire a perdu un terrain immense en Amérique et en Angleterre. Les Américains l'avaient d'abord mitigé gravement en ne le rendant obligatoire que pendant la nuit et en adoptant pour le jour le travail en commun. Plus tard, ils y ont peu à peu renoncé. En Angleterre, au milieu des tâtonnements inséparables de la brusque suppression des colonies pénales, on n'a point hésité à repousser l'encellulement, en tant que base unique de l'organisation nouvelle. Le *Solitary confinement* est encore usité, mais seulement pendant un laps de temps fort court, pour façonner le condamné à l'obéissance et pour le préparer aux épreuves du travail libre. Quant à la France, l'histoire du régime cellulaire y est bientôt faite. Vers 1845, c'était une panacée universelle, et l'on songea à convertir en cellules toutes les prisons du royaume. On commença à se refroidir, lorsqu'il eut été calculé que chaque cellule coûtait, d'établissement premier, environ 3,000 fr., et qu'il faudrait une dépense de cent millions pour conquérir l'honneur d'expérimenter une hypothèse. Plus tard, des déconvenues successives amenèrent l'administration à rejeter le régime de la séparation absolue, comme contraire aux saines maximes de la répression pénale et aux droits de la vindicte publique.

Là est pour nous la véritable raison d'écarter le régime cellulaire. Nous admettons qu'on l'adopte en certains cas, dans les détentions préventives, à la condition de les rendre plus rares et plus courtes, pour isoler un homme dangereux pour mater des résistances rebelles. Mais nous ne trouvons ni moral, ni chrétien, ni humain, de l'appliquer en thèse générale aux détenus. L'homme est né sociable, comme l'abeille est née faiseuse de miel et le castor bâtisseur de huttes. Séparer l'homme de ses semblables, c'est le mutiler, non-seulement dans ses facultés intellectuelles, mais dans ses forces physiques. Or, de même que la société n'a pas le droit de crever les yeux ou de couper le nez d'un coupable, elle ne saurait, à notre avis, lui infliger la mutilation de l'encellulement. Voilà pourquoi le régime cellulaire, en dépit de ses apparences fallacieuses, a été reconnu impuissant et impraticable quand on en est venu à l'expérience.

On affirme que le régime cellulaire exerce sur la santé du détenu la plus déplorable influence, et que notamment il pousse à la folie et au suicide. Nous n'avons pas même besoin des considérations physiologiques auxquelles l'auteur se livre, ni des renseignements qu'il indique, pour nous associer à ses préoccupations. Il suffit d'avoir visité un détenu dans sa cellule, et l'on ne saurait douter. Dans cet étroit espace, qui forme tout son horizon, quelque savant que soit le système de ventilation en usage, l'air est pesant et lourd. Un visiteur du dehors, nous pouvons l'affirmer, en perçoit les effets délétères avant une demi-heure, surtout en été. Là, abandonné à lui-même, le malheureux est privé d'exercice et de travail. En effet, on ne saurait considérer comme un exercice utile trente minutes de va-et-vient dans une cour étroite. Quant au travail manuel, on n'est jamais parvenu à l'organiser dans une prison cellulaire d'une manière efficace et sérieuse. Dans ces conditions-là, un homme s'étiole et s'abêtit. Alors même qu'il n'arriverait pas à une maladie caractérisée, ses forces s'épuisent, son intelligence se fatigue. Le découragement et le marasme hantent bientôt cette triste demeure. Il n'est que trop évident que ce régime conduit peu à peu au malaise, aux idées noires, au spleen, à toutes les conséquences funestes de la solitude et du désespoir.

La brochure de M. de Pietra Santa développe avec une grande abondance d'arguments ces diverses considérations. Elle montre, par exemple, que, dans le système cellulaire, ni l'éducation religieuse, ni l'enseignement moral ne peuvent avoir d'action sur le détenu. Nous renvoyons à ces chapitres intéressants, ceux qui voudront approfondir ces questions délicates et sérieuses. La régénération des condamnés est un sujet si important, qu'il faut encourager dans leurs efforts tous les hommes de bon vouloir qui consacrent leurs veilles à l'étude attentive et consciencieuse de ces graves problèmes.

HENRY CAUVAIN.

LA PRESSE.

25 juin 1858.

L'application de l'emprisonnement cellulaire en matière
de détention est au nombre des questions qui ont eu le privilége de passionner le plus vivement les esprits. Il fut un
temps, en France, où la presse, les chambres, les académies, les congrès scientifiques, les Sociétés savantes, toutes
les réunions, enfin, où les opinions pouvaient se produire,
retentirent de discussions ardentes qui s'établirent sur ce
thème si vivement controversé. Ceci se passait sous le ministère de M. Guizot, lorsqu'il fut question de soumettre
toutes les maisons de détention au système pénitentiaire
inventé par l'Amérique protestante. Tous ceux qui se pi-
quaient de certaines aptitudes parlementaires, de préten-
tions gouvernementales, les esprits sages, comme on disait
alors, admirateurs passionnés des inventions de la race an-
glo-saxonne, se déclarèrent les partisans du nouveau système répressif. Lorsque le ministère se vit entouré d'aussi
nombreux auxiliaires, lorsque l'opinion publique lui parut
suffisamment préparée, il saisit les chambres de la question
de réforme pénitentiaire : une commission fut nommée ;

elle fit un rapport favorable au projet ministériel, et l'Assemblée était disposée à voter les conclusions lorsque la révolution éclata.

Je serais certainement fort mal avisé si je voulais faire aujourd'hui l'éloge du mouvement de 1848 ; mais je constate avec satisfaction que ce fut la révolution de Février qui empêcha l'application générale, en France, de la détention cellulaire. Ce système, né de l'inflexibilité, de la dureté protestante en matière de répression, répugne aux mœurs françaises ; on veut bien chez nous la punition du coupable, son éloignement de la société, mais on ne veut pas que sa contrition soit provoquée par l'application incessante d'une peine cruelle, qui abrutit le patient et ne laisse pas dans son cœur accès au repentir. A dater de février 1848, le système cellulaire mitigé fut appliqué en France, exceptionnellement, dans quelques établissements préparés pour expérimenter l'invention américaine, et, de ces essais partiels, on put conclure avec certitude : que ce qui réussit chez une nation échoue chez la nation voisine ; car les peuples, comme les individus, naissent avec des aptitudes, des passions, des caractères divers, qui rendent impossible l'application universelle des mêmes institutions, de la même loi. Du reste, nous allons mettre nos lecteurs à même de juger cette question sur les documents que nous fournit un médecin distingué, M. le docteur de Pietra Santa, qui vient de publier sur l'emprisonnement cellulaire une brochure très-intéressante et fort recherchée du public.

M. de Pietra, aujourd'hui médecin en chef des Madelonnettes, a fait précédemment un service à Mazas, et, en 1853, il a publié le résultat de ses premières observations sur cette dernière prison. Déjà à cette époque, le consciencieux au-

leur disait : « La première application du système cellulaire
faite en France, dans les conditions les plus favorables d'installation, d'organisation, de surveillance administrative, a
produit des résultats déplorables, au point de vue du nombre
des aliénations mentales, du nombre des suicides. » Une
plus longue expérience l'a confirmé dans l'opinion qu'il
exprimait alors, et il la soutient avec des arguments sans
réplique.

M. le docteur de Pietra Santa et M. le docteur Lélut représentent aujourd'hui les deux termes de la question : le premier condamne l'application sans correctif du système cellulaire ; le second l'approuve d'une manière absolue. Lorsque
M. de Pietra Santa soumit son dernier travail sur Mazas à l'A-
cadémie de médecine, il s'établit, dans la docte assemblée,
une discussion sur les avantages et les inconvénients de la
nouvelle méthode. Au lendemain de ce pacifique combat,
M. Lélut écrivit qu'il n'avait pas pris part à la lutte, parce que
« la question de l'emprisonnement cellulaire est totalement
vidée en faveur de ce système, parce que toute discussion
sur ce point devient NAUSÉABONDE ! » Assurément, cet ad-
jectif est scientifique et même pharmaceutique, mais il
est peu académique.

L'opinion d'un membre de l'Institut impressionne toujours l'opinion des gens du monde, surtout quand il s'agit
de questions qui leur sont totalement étrangères ; c'est pourquoi nous voulons les mettre à même de juger du degré de
confiance qu'ils doivent accorder au contradicteur de M. de
Pietra Santa. M. Lélut est un esprit systématique, et par cela
même très-absolu ; c'est un de ces hommes qui enfourchent
résolùment un dada, comme on dit vulgairement, et qui,
une fois sur leur monture, la font aller, aller jusqu'à ce

qu'elle succombe au service de leurs déraisonnables exigences. L'expérience est une lettre morte pour les esprits
persévérants avec exagération, et M. Lélut eût-il eu l'avan-
tage, — ainsi qu'il est arrivé à bon nombre de gens très-
honorables, — de fréquenter Mazas autrement qu'en visiteur, il en fût sorti, comme devant, partisan quand même
du système pénitentiaire américain.

Du reste, ce n'est pas seulement sur le régime cellulaire
que M. Lélut professe des opinions, selon nous, exagérées;
si l'on se pénètre bien des idées médico-philosophiques de
cet académicien, on arrive à cette conclusion : que le génie
est une exagération des facultés intellectuelles, et que partant il n'a guère existé de grands hommes qui n'aient été
légèrement *toqués*. C'est certainement à l'appui de cette
opinion qu'il a publié deux opuscules qui, par leur étran-
geté, ont fait grand bruit dans les coulisses académiques.
Dans ces deux brochures presque célèbres, il cherche à
prouver dogmatiquement que Socrate et Pascal étaient
deux hallucinés. Cette manière de voir, nous le reconnaissons, est consolante pour les médiocrités.

Mais laissons là l'auteur du *Démon de Socrate*, et reve-
nons à notre sujet.

Le système appliqué à Mazas est un système mixte, imaginé en France, et que M. Duchâtel comprenait ainsi :
« Notre pensée, disait le ministre du roi Louis-Philippe,
n'est pas de soumettre les détenus à une séparation complète, à une solitude absolue; nous voulons séparer les
condamnés de la société de leurs pareils, les tenir éloignés
des mauvais. exemples et des mauvaises relations, mais
nous voulons multiplier autour d'eux les relations morales
et honnêtes. » Certes, il y a loin de ce système à celui qui

fut appliqué à Auburn pour la première fois en 1821, et dont les résultats furent tellement déplorables qu'il fallut immédiatement le modifier.

Malgré cet adoucissement aux rigueurs américaines, nous allons voir bientôt ce qui arriva.

On bâtit, non loin de l'endroit où était la Bastille, un vaste établissement renfermant 1,100 cellules, pour appliquer le système de M. Duchâtel. Cette immense construction, qui porte le nom de prison de Mazas, fut élevée à grands frais et construite dans les meilleures conditions hygiéniques. Un calorifère très-bien disposé entretenait, au mois de janvier, une température de 13 degrés centigrades dans toutes les parties de l'établissement; un gazogène distribuait la lumière dans l'immense local; des pompes portaient l'eau jusqu'aux étages les plus élevés; un appareil de vidange, ingénieusement construit, prévenait les émanations fétides, et le local, par ses dispositions, se prêtait merveilleusement à l'exercice d'une surveillance active. Eh bien ! malgré tous ces avantages, on s'aperçut bientôt, lorsque Mazas eut reçu ses tristes habitants, que cet édifice, disposé avec tant de soins, avait de graves inconvénients, et que l'application du nouveau système manquait également, sous le rapport physique et intellectuel, le but qu'on voulait atteindre.

En effet, l'expérience démontra que les prises d'air étaient trop étroites, que la population de la nouvelle prison était trop nombreuse, que trois quarts d'heure de promenade accordés à chaque prisonnier étaient un temps trop court, et que la moitié à peines de détenus pouvaient se livrer à quelques travaux. Il fallut même renoncer à établir des ateliers d'apprentissage, pour ne pas introduire des métiers bruyants dans l'établissement, et l'entrepreneur des travaux dut se borner à exploiter les industries de tailleurs, cordonniers, chaînetiers et chaussonniers.

Nous avons vu que M. Duchâtel disait, pour faire bien apprécier les avantages du nouveau régime : « Nous voulons multiplier autour des détenus les relations morales et honnêtes. » Mais l'application démontra que ses bonnes intentions étaient à peu près irréalisables. Les relations morales et honnêtes que peut obtenir un prisonnier se bornent nécessairement aux visites du directeur, du médecin ou de l'aumônier de l'établissement ; et à Mazas, où la moyenne annuelle des hôtes de la maison est d'environ 7,000, l'influence morale de ces visites est tout à fait illusoire, à cause du peu de *minutes,* que les fonctionnaires que nous venons de nommer peuvent donner chaque mois aux malheureux qui leur sont confiés. Les pratiques du culte elles-mêmes ne produisent pas, dans ce triste établissement. leur effet habituel sur l'âme du prisonnier ; la parole du prêtre, qui n'arrive aux oreilles du détenu qu'à travers sa porte entre-bâillée, sans qu'il aperçoive celui qui l'exhorte, est une parole stérile ; cette consolation est sans action sur le coupable et n'éveille en lui aucun repentir.

Ainsi, au physique comme au moral, le but pour lequel avait été bâtie la prison de Mazas fut également manqué. et voici quelles furent les conséquences de cet insuccès. La moyenne de la mortalité dans l'espace de trois ans. de 1850 à 1854, fut 1,91 pour 100. Certainement ce chiffre est inférieur à celui que donne la statistique pour la mortalité de la Force et des Madelonnettes ; mais il est énorme si on prend en considération l'âge des détenus de Mazas. Ceux-ci sont pour la plupart des hommes jeunes dont la

santé n'a point encore été altérée par le vice et la misère,
tandis que, dans les autres prisons, les prisonniers sont
des malfaiteurs déjà âgés, qui depuis longtemps ont des-
cendu les derniers échelons du crime, de la débauche et
de la misère. Mais ce n'est pas seulement la santé physique
qui est altérée par le séjour de Mazas, c'est la santé de
l'âme qui est surtout gravement atteinte. De 1850 à 1854,
on a compté à Mazas, sur 12,726 détenus, 36 aliénés dont
l'affection a pris naissance dans l'*établissement même*, et du
mois de mai 1850 au mois de mai 1852, sur 12,543 individus, 12 suicides et 13 tentatives de suicide; et comme
pour donner à cette proportion le caractère d'un chiffre
normal dans l'établissement, les années d'après, de 1852 à
1854, sur une population à peu près égale, 14 individus se
donnèrent la mort, et 30 tentèrent de se la donner. Et,
chose remarquable, le régime cellulaire agit d'une manière
désastreuse, surtout au début de son application. Ainsi,
sur les 26 détenus qui se suicidèrent à Mazas, 21 étaient de
simples prévenus, les 5 autres étaient condamnés, et parmi
ces derniers se trouvait un seul condamné aux travaux forcés. 14 de ces malheureux attentèrent à leur vie pendant
les *huit premiers jours* de leur encellulement, 3 pendant le
premier mois, 7 pendant le deuxième mois et 2 vers la fin
du trimestre. Et tous ces gens-là n'étaient pas de grands
coupables, la plupart avaient été seulement frappés pour
des délits correctionnels; 3 d'entre eux avaient moins de
vingt ans, six étaient âgés de vingt à quarante, 7 de quarante à cinquante, et 10 avaient plus de cinquante ans.

Comme on le voit, tous ces hommes étaient dans la force
de l'âge, ce n'étaient pas des natures irrévocablement
perverties, et l'on doit en conclure qu'il faut attribuer leur

détermination désespérée, non aux souffrances d'une santé détruite, non à d'insupportables remords, mais à l'horreur seule de la peine qu'ils subissaient. Car, il faut bien le dire, l'encellulement est la peine la plus cruelle que l'on puisse imposer à l'homme civilisé : les travaux du bagne, les coups de fouet de l'argousin ne sont rien auprès de cette solitude — silencieuse — dans laquelle est enseveli le détenu. Le forçat, du moins, reste en rapport avec le monde extérieur : il travaille à ciel ouvert ; la variété des jours et des saisons dont il subit la rigueur lui donne la conscience de la marche du temps, et au milieu de ses compagnons d'infortune il se sent vivre dans sa douleur, tandis que ces tristes joies sont refusées au malheureux encellulé. Celui-ci, muré dans un espace de quelques pieds carrés, ne reçoit du haut d'un soupirail qu'une lumière incertaine ; aucun bruit du dehors n'arrive à son oreille ; quatre murs arides et froids sont tout son horizon, et il pourrait se croire dans une tombe si un pas solitaire faisait trembler parfois la pierre qui scelle son cachot ; mais il n'a pas même cette distraction. Il est inexorablement seul, et lorsque son sépulcre se peuple, c'est seulement de fantômes créés par son cerveau en délire.

Nous éprouvons, nous ne le dissimulons pas, une profonde commisération pour toutes les infortunes, même pour les infortunes méritées. Toutefois, ce sentiment de pitié ne nous empêche pas de reconnaître la nécessité de l'expiation. Nous croyons que, providentiellement, toute faute est passible d'un châtiment ; mais encore faut-il que la peine infligée soit en rapport avec la faute commise, et nous unissons notre voix à celle de M. de Pietra Santa pour protester contre l'application de l'encellulement aux déte-

nus coupables d'un délit correctionnel, et surtout aux
simples prévenus. Cette rigueur n'est pas en harmonie avec
l'esprit de notre législation, qui érige en principe l'application proportionnelle et progressive des peines.

M. de Pietra Santa, qui n'est pas, comme son contradicteur, un esprit systématique, ne repousse pas d'une manière absolue l'emprisonnement cellulaire; il pense, au
contraire, que ce moyen répressif peut être, en certaines
circonstances, fort utilement appliqué, et nous sommes encore sur ce point complétement de son avis. Le système
cellulaire est, croyons-nous, d'un effet infaillible pour réduire certaines natures indomptables par tout autre moyen,
pour assouplir certains esprits rebelles, pour briser quelques terribles révoltés. En isolant les audacieux transgres-
seurs des lois morales, on réduit au silence leur cynisme
criminel, on leur fait sentir l'impuissance de leur rébellion,
et on éveille dans leur âme les premières atteintes du remords et les premières consolations du repentir. Mais,
même avec ces natures exceptionnelles, il ne faut pas pro-
longer indéfiniment la peine de l'encellulement; il faut leur
laisser l'espérance d'une future délivrance en récompense
de leur amendement.

Quoi qu'on en ait dit, le système cellulaire n'est pas une
invention purement protestante; il fut appliqué jadis en
France pour soumettre et punir les malheureux qui s'étaient
imprudemment mis en révolte contre les austérités du
cloître. Mais dans l'*in pace* les rigueurs de l'isolement
étaient tempérées par la prière et par les exhortations reli-
gieuses. Les quakers, en adoptant le système, ont oublié
le tempérant qu'avait mis à côté la foi catholique; fidèles
aux inspirations de leur race, ils ont pris le procédé méca-

nique et ont oublié l'action moralisante. Les utilitaires pen-
sylvaniens, en voulant, à l'exemple d'une société célèbre,
réduire la nature humaine à l'état de cadavre, ne se sont
préoccupés que du moyen coercitif, sans rechercher s'il
fallait exercer en même temps une action intellectuelle;
aussi ne sort-il de leurs oubliettes que des corps anéantis
et non pas des esprits ramenés au bien. C'est pourquoi le
sentiment de notre pays réprouve l'invention américaine ;
en France, on met du cœur en toute chose, et la conscience
publique a repoussé l'application exclusive d'une pénalité
qui n'assignait aucune place à la pitié et au dévouement.
M. de Pietra Santa a donc répondu au sentiment de notre
pays, en se faisant l'antagoniste de gens plus amoureux de
l'étrange que du vrai.

La nouvelle édition du travail de M. de Pietra Santa est
dédiée, comme la précédente, au prince Napoléon. En ac-
ceptant pour la seconde fois cet hommage public, le prési-
dent de l'Exposition, le chef et l'inspirateur de l'expédition
du Nord, nous initie en quelque sorte aux préoccupations
de son esprit. Les personnes qui ont d'ailleurs l'honneur
de vivre dans l'intimité du prince savent qu'il n'approuve
ni les rigueurs excessives ni les peines inexorables. Esprit
ardent et réfléchi à la fois, le prince Napoléon a étudié
tous les problèmes de la destinée humaine, et il sait très-
bien que le coupable est souvent un malheureux qui doit
inspirer plus de commisération et de pitié que de répul-
sion et d'horreur.　　　　　　　　　　　　Dr M. YVAN.

LE PAYS.

22 juillet 1858.

La science n'a pas dit son dernier mot sur la grave question de l'emprisonnement cellulaire. Depuis que le gouvernement a renoncé à généraliser l'application de ce système, les discussions ont à peu près cessé, ou du moins elles se sont renfermées dans la sphère administrative. Le problème n'en subsiste pas moins, car l'emprisonnement cellulaire est encore en vigueur dans quelques établissements. Nous avons sous les yeux une brochure récemment publiée par M. le docteur P. de Pietra Santa, médecin par quartier de S. M. l'Empereur et médecin en chef des Madelonnettes. Dans cette brochure, placée sous le patronage de S. A. I. le prince Napoléon, M. le docteur de Pietra Santa étudie l'emprisonnement cellulaire tel qu'il est pratiqué, par exemple, dans la prison Mazas, et l'emprisonnement ordinaire tel qu'il est pratiqué à la Force et aux Madelonnettes, et les résultats de cette comparaison sont loin d'être favorables au système cellulaire.

Les faits mis en lumière par M. de Pietra Santa peuvent se classer en deux catégories : les uns se rapportent aux conditions hygiéniques et particulières de la prison Mazas, résultant du plan selon lequel le bâtiment a été construit ; les autres aux résultats, directs de l'emprisonnement solitaire. Ceux-ci sont les plus frappants et méritent de fixer particulièrement l'attention.

En effet, bien qu'il apparaisse, d'après les études de M. de Pietra Santa, que la ventilation est insuffisante dans la prison Mazas, et que la disposition rayonnante des bâtiments autour d'une rotonde centrale occupée par la chapelle ne permet pas aux détenus d'apercevoir l'autel et d'entendre la parole du prêtre, on se dit que ces inconvénients graves pourraient être évités par un autre système de construction. Ces défauts inhérents à l'installation de la prison Mazas ne préjugent rien contre l'emprisonnement cellulaire en lui-même.

Mais les observations médicales faites par M. de Pietra Santa sur les effets de la solitude sont bien autrement concluantes, et, si elles sont incontestables, comme nous le croyons, elles devraient nécessairement amener la suppression ou du moins la modification profonde d'un régime aussi funeste pour la santé des détenus.

Sous le rapport de la mortalité, les statistiques sont favorables à la prison Mazas. Ainsi la période 1850 à 1854 a donné pour Mazas (emprisonnement cellulaire) une mortalité de 11,35 sur cent, soit 2,27 par an ; pour les Madelonnettes (emprisonnement collectif), cette même période a donné une mortalité de 18,65 pour cent, soit 3,73 par an.

Mais il faut tenir compte des circonstances particulières qui produisent de pareils chiffres et qui les caractérisent. Ainsi, Mazas se recrute d'hommes forts, robustes et simplement prévenus. Aux Madelonnettes, au contraire, on n'écroue guère que des condamnés, des mendiants ramassés au coin des bornes, des vagabonds arrivés au dernier terme de la misère et de la vie. Une pareille population offre bien moins d'éléments de résistance, et il est tout naturel qu'elle fournisse aux tableaux mortuaires un contingent beaucoup plus fort que celui de Mazas.

Il faut ajouter que l'on transfère souvent aux Madelonnettes des individus très-malades, venant soit de Mazas, soit du dépôt de la préfecture de police. Dans la période 1852-54, les Madelonnettes, sur 4,518 prisonniers, en ont reçu 925 malades qui ont fourni 97 décès, soit 7,24 pour cent. Sur ces 67 décédés, 13 arrivaient de Mazas ou du dépôt dans un état alarmant. La différence est donc moins sensible qu'on ne le croirait au premier abord entre la mortalité des deux établissements.

Mais si l'on passe à l'examen des deux fléaux que l'opinion attribue généralement à l'emprisonnement solitaire, l'aliénation mentale et le suicide, il est impossible de nier que, d'après les études de M. de Pietra Santa, la solitude n'ait en effet l'influence la plus désastreuse sur les individus qui s'y trouvent obligatoirement soumis.

D'après des statistiques très-vicieuses obtenues en additionnant le nombre de fous constaté pendant l'année, sans tenir compte des antécédents et sans déterminer si la maladie est née avant ou pendant la détention, on trouve que le nombre des aliénés, proportionnellement à celui des détenus, est de 47 pour 1,000 pour la Vieille-Force, de 29,5 pour Mazas, de 28 pour les Madelonnettes.

Mais, si l'on distingue l'origine des cas de folie, on reconnaît que, sur 16 cas constatés aux Madelonnettes, de 1852 à 1854, pas un seul n'était né dans la maison, et que 4 de ces aliénés arrivaient de Mazas, tandis que, pendant deux ans, il y a eu à Mazas 9 cas bien constatés d'aliénation mentale nés dans la maison.

Les suicides donnent des chiffres encore plus douloureux et plus significatifs. A la Vieille-Force, on constatait 1 suicide sur 12,465 détenus et une tentative sur 12,000; aux Madelonnettes, 1 suicide sur 12,000 et pas de tentative. A Mazas, on compte 1 suicide sur 971 et 1 tentative sur 765. A la prison cellulaire de Beaune (Côte-d'Or), il y a eu 1 suicide sur 369.

En étudiant les 26 suicides et les 43 tentatives qui, sur 25,268 prisonniers, donnent pour Mazas les moyennes que nous venons d'établir d'après M. de Pietra Santa, on reconnaît que sur les 26 suicidés, 21 étaient prévenus, 5 seulement étaient condamnés. Sur les 21 prévenus, 6 l'étaient pour vagabondage ou mendicité; 4 pour attentat à la pudeur; 8 pour vols; 3 pour coups, rébellion, rupture de ban. Sur les 5 condamnés, 2 l'étaient à trois et six mois d'emprisonnement pour vol; 1 à deux mois pour abus de confiance; 1 à un an pour rupture de ban; 1 aux travaux forcés à perpétuité pour vol qualifié.

14 fois le suicide a eu lieu dans les huit premiers jours de l'emprisonnement : 3 fois dans le premier mois; 7 fois dans le deuxième mois; 2 fois dans le cours du troisième mois. 3 des suicidés avaient moins de 20 ans; 6 avaient de 20 à 40 ans; 7 de 40 à 50 ans; 10 avaient plus de 50 ans.

L'ensemble de ces notions conduit M. de Pietra Santa aux conclusions suivantes que nous reproduisons textuellement:

« 1° En général, les détenus qui se sont suicidés n'étaient pas de la catégorie de ces hommes pervers, perdus de dettes et de crimes, misérables sans foi ni loi, ne possédant ni feu ni lieu ;

2° La grande majorité était en prévention pour des délits qui les rendaient passibles de la police correctionnelle ;

3° L'impression première de la solitude, de l'encellulement, a été si violente, que la pensée de la destruction est née instantanément avec une force extrême dans leur esprit. Deux d'entre eux avaient cessé de vivre le lendemain même de leur arrestation ; 14 sur 26 n'ont pas dépassé la huitaine ;

4° C'est dans la force de l'âge, chez les hommes qui ont déjà traversé la vie et ses péripéties, que cette passion est le plus énergique. »

Il n'est donc pas possible de le révoquer en doute : l'emprisonnement cellulaire développe la folie, et surtout le suicide, avec une intensité qui suffirait à condamner le système, si l'on ne trouvait le moyen de le modifier profondément. Mais, jusqu'à présent, ce moyen n'a pas été trouvé. Le travail, cette puissante distraction, n'est pas général et ne peut pas l'être ; 300 détenus seulement sur 1,000 ont de l'ouvrage.

Les visites seraient efficaces si elles étaient possibles. Mais voyez le curieux et triste calcul du médecin en chef des Madelonnettes : les personnes qui pourraient exercer une action favorable sur la moralité des détenus sont au nombre de 5 : le directeur, les trois aumôniers, le médecin. La population de Mazas étant en moyenne de 7,000 par année et de 1,000 par jour, le directeur, en consacrant aux visites 2 heures 50 minutes de son temps par jour, les aumôniers 6 heures, et le médecin 2 heures, donneraient en total 47 minutes par mois à chaque détenu.

Il faut donc admettre avec M. de Pietra Santa, avec M. Londe et avec M. le docteur Collineau, médecin de Saint-Lazare, la conclusion suivante d'un rapport lu le 17 avril 1855 à l'Académie impériale de médecine : « Que « l'emprisonnement cellulaire, dont la première idée n'est « pas française, dont l'application généralisée n'est pas « dans nos mœurs, est antipathique à notre caractère « national et contraire chez nous aux principes de l'hy- « giène. »

En ce qui concerne particulièrement la prison Mazas, nous devons cependant faire observer qu'on peut trouver dans la composition du personnel des détenus de cette maison une raison particulière qui expliquerait, non pas l'énormité du chiffre des suicides, mais au moins leur plus grande fréquence qu'aux Madelonnettes, par exemple, ou à la Vieille-Force.

La population de ces deux dernières maisons n'a guère compris à toutes les époques que des repris de justice et des gens sans aveu : or, on sait par expérience et l'on comprend facilement que ces hommes ne s'épouvantent guère du séjour de la prison où ils ont déjà passé une partie de leur vie, et où ils trouvent même quelques douceurs, tandis que la population moins corrompue qui habite les cellules de Mazas subit avec une grande violence l'impression de l'emprisonnement et l'idée du déshonneur qui l'attend à la suite d'une condamnation judiciaire.

Auguste Vitu.

TABLEAU DES PRISONS MILITAIRES.

(Page 149.)

Tout a été dit sur les derniers systèmes pénitentiaires, et il paraît inutile de rentrer ici dans cette discussion, que d'ailleurs l'administration française a close d'une manière décisive, en adoptant le système mixte, qui répond le mieux au but de la détention. Le débat sur la théorie est épuisé; mais celui qui constate les résultats ne l'est pas. Aussi croyons-nous utile de mentionner et de recommander, à ce point de vue pratique, les excellentes *études sur l'emprisonnement cellulaire et la folie pénitentiaire*, par le docteur Prosper de Pietra Santa, médecin par quartier de S. M. l'Empereur, médecin en chef de la prison des Madelonnettes, chevalier de la Légion d'honneur. Cet ouvrage, dédié au prince Napoléon, contient des faits extrêmement importants et une discussion nerveuse et profonde qui mérite l'attention de tous les hommes qui s'occupent du régime pénitentiaire, des criminalistes et de l'administration publique. Le système adopté dans les prisons militaires par le ministère de la guerre, est d'ailleurs tout à fait en dehors du débat si remarquablement soutenu dans cet ouvrage; car, nous l'avons dit, il n'a jamais adopté le principe de l'encellulement absolu et continu. Nous conseillons la lecture du livre de M. de Pietra Santa.

LÉON VIDAL.

LE SIÈCLE.

14 juin et 23 juillet 1858.

Le régime cellulaire est appliqué aujourd'hui à tous les détenus, même lorsqu'ils sont seulement en prévention ou que des circonstances politiques ont motivé leur incarcération. Or, ce régime pousse à l'étiolement, au marasme, aux maladies, à la folie, au suicide. C'est le *Constitutionnel* qui le prouve, en s'appuyant des arguments accumulés dans une brochure de M. le docteur de Pietra Santa, intitulée *Mazas*. Nous n'avons pas coutume d'être d'accord avec le *Constitutionnel*, mais nous ne saurions qu'applaudir à ses généreux efforts. Nous pensons comme lui que, soumettre l'homme à l'encellulement, c'est le mutiler dans ses facultés intellectuelles et dans ses forces physiques.

Les graves inconvénients du système cellulaire viennent d'être de nouveau constatés dans une brochure qu'analyse le *Pays*. L'auteur, M. de Pietra Santa, signale à Mazas de nombreux cas d'aliénation mentale et de suicide; et il est à remarquer qu'en général les détenus auxquels la solitude a inspiré la pensée de la destruction n'appartenaient pas à

la catégorie des hommes pervers. La grande majorité étaient
en prévention pour des délits qui les rendaient passibles de
la police correctionnelle. La conclusion de cet opuscule
substantiel est celle d'un rapport lu le 17 avril 1855 à l'Académie impériale de médecine : « Que l'emprisonnement
cellulaire, dont la première idée n'est pas française, dont
l'application généralisée n'est pas dans nos mœurs, est antipathique à notre caractère national et contraire chez nous
aux principes de l'hygiène. »

ÉMILE DE LABÉDOLLIÈRE.

LE DROIT.

29 avril 1858.

M. le docteur de Pietra Santa, médecin par quartier de Sa Majesté l'Empereur, médecin des Madelonnettes, membre des Sociétés de médecine de Paris et de Florence, vient de publier la seconde édition de son remarquable travail sur l'emprisonnement cellulaire, tel qu'il se pratique à la prison Mazas. Attaché pendant quelque temps au service médical de cette prison, et admis à ce titre à pénétrer à toute heure dans les cellules, à s'entretenir avec les détenus, à étudier l'influence du régime sur leur moral et sur leur physique, il a senti se former peu à peu les convictions qu'il exprime en quelques pages.

Inspirée par les meilleurs sentiments, riche de faits et de calculs, écrite d'un très-bon style, la brochure de M. de Pietra Santa est particulièrement digne d'intérêt. Nous n'avons voulu aujourd'hui que la signaler à l'attention publique ; nous aurons naturellement l'occasion d'y revenir, alors que nous examinerons les graves questions qu'elle traite.

L'ILLUSTRATION.

10 avril et 22 mai 1858.

Nous recevons une brochure dont l'annonce vient à propos à la suite de la *Gazette du Palais;* une brochure qui doit être lue de tous les magistrats, de tous les administrateurs politiques et même du conseil d'État, du Corps législatif et du Sénat. Cette brochure a pour titre : *Mazas,* « Études sur l'emprisonnement cellulaire et la folie pénitentiaire, » par le docteur de Pietra Santa, médecin (par quartier) de l'Empereur. C'est un sujet à méditer, même pour ceux qui ne sont pas exposés à la folie pénitentiaire.

PAULIN.

Dans le temps où ces mécréants de journalistes étaient encore bons à quelque chose, on sait avec quelle ardeur ils ont combattu cette importation américaine qui consiste à claquemurer un malheureux prisonnier loin de la société de ses semblables pour le rendre plus digne d'y rentrer.

L'emprisonnement cellulaire — puisqu'il faut l'appeler par son nom — expérimenté comme système civilisateur, et patronné par de graves autorités, touche néanmoins à sa fin. Condamné par le gouvernement et par sa philanthropie éclairée qui en répudie l'application, ce malencontreux système vient de recevoir le coup de grâce des mains de monsieur le docteur de Pietra Santa, et vous voudrez lire son intéressante brochure, qui expose éloquemment les vices et les misères du système, et qui en est l'inventaire après décès.

La folie et le suicide, tels furent les résultats les plus avérés du régime cellulaire. C'est ce que M. de Pietra Santa, établit par des faits authentiques et des chiffres officiels; il complète ainsi et décide la victoire d'une cause pour laquelle, à l'exemple de tant d'autres, nous avons combattu à la légère et d'une manière insuffisante depuis quinze ans.

Voici une circonstance qui, selon nous, condamnait à mort ce système pénitentiaire au lendemain de sa première application. Ses inventeurs avaient recommandé qu'on ne mît pas de barreaux aux fenêtres des cellules, parce que les détenus ne manqueraient pas de s'y pendre, et en effet, faute de cette précaution, trois de ces malheureux furent trouvés pendus dans le pénitencier de Tours.

M. de Pietra Santa aura sans doute recueilli ce fait décisif dans son livre, mais nous n'avons pas su l'y découvrir. Autre renseignement étourdissant: l'*humanité* de ce système mesurait l'espace, l'air et même la faculté de parler avec une telle parcimonie au patient, que chacun d'eux en était réduit à un maximum de quarante-six minutes de conversation par mois, en y comprenant les visites du médecin, de l'aumônier et du directeur de la prison. Enfin il n'était pas moins applicable à des condamnés qu'à des prévenus.

PHILIPPE BUSONI.

GAZETTE DE LA BOURSE.

1er août 1858.

Berlin, 1er août 1858.

Le docteur P. de Pietra Santa, à Paris, médecin de la prison des Madelonnettes, a publié un intéressant opuscule sur les prisons cellulaires. On y trouve d'après les expériences faites à Mazas, des conclusions peu favorables à l'emprisonnement cellulaire. Sur les 16 cas d'aliénation mentale, qui se produisirent de 1852 à 1854, aux Madelonnettes, il n'y en eut pas un seul qui provînt de cette prison, tandis que 9 cas d'aliénation mentale se produisirent à Mazas, dans l'espace de 2 ans. Le suicide fournit des résultats encore plus déplorables. Il y eut à la Force un suicide réalisé sur 12,465 détenus et une tentative de suicide sur 12,000 ; aux Madelonnettes 1 suicide sur 12,000 et pas de tentative ; à Mazas, 1 suicide consommé sur 971 détenus et 1 tentative sur 795. Dans la prison cellulaire de Beaune il y a eu même un suicide sur 569 détenus.

FIN.

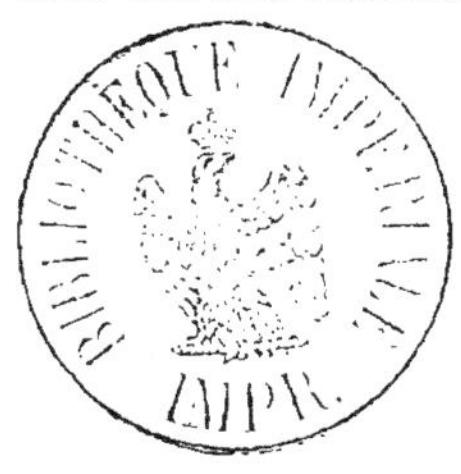

TABLE DES MATIÈRES

Corbeil, typogr. et stér. de Crété.

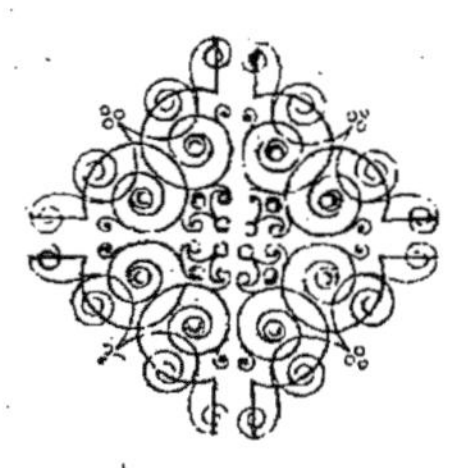

CORBEIL. — Typ. et stér. de CRÉTÉ.

www.ingramcontent.com/pod-product-compliance
Ingram Content Group UK Ltd.
Pitfield, Milton Keynes, MK11 3LW, UK
UKHW021935070726
13614UKWH00001B/449